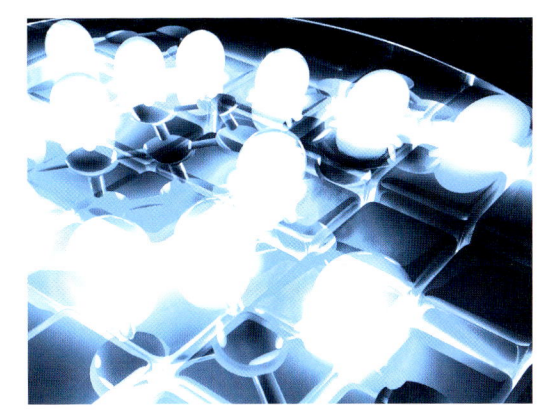

テキスト
臨床死生学

日常生活における「生と死」の向き合い方

臨床死生学テキスト編集委員会 [編著]

勁草書房

『テキスト 臨床死生学』発刊にあたって

日本臨床死生学会
理事長　飯森眞喜雄

　ここに，日本臨床死生学会監修のもと，『テキスト 臨床死生学』を発刊する運びとなりました．本書は長山忠雄 前日本臨床死生学会理事長のもとで発案され，編集委員長の小野充一先生をはじめとする編集委員の多大なご尽力でようやく刊行に至りました．わが国で初めてとなる本領域のテキストの発刊を喜ぶ前に，まずは多彩な項目をまとめられた小野先生と編集委員諸氏，難しい内容を的確に執筆していただいた執筆者の皆様に深く感謝申し上げます．

　本書の企画は数年前から練られてきましたが，刊行までに時間がかかったのには次のような困難があったからです．①生と死をめぐる問題はすべての人についてまわるテーマではあるものの，あまりにも多岐にわたるため内容が分散化するおそれがあること，②テーマを絞るにしても学際的な広がりをもつため，多面的な視点が必要になること，③この領域における日本では初めてのテキストとなるため，どのような形式と内容がふさわしいのか，また読者や利用者をどのへんに定めたらよいのか検討を重ねたこと，などでした．

　「臨床死生学」という言葉は，1995年の学会創設時に初代理事長の故加藤正明先生と私とで考案したもので，いまでは普通に使われるようになりましたが，当初はなかなか理解されませんでした．「臨床」という言葉は一般的には診療行為を指して使われていますが，本義は文字通り「(病める人や死に逝く人の) 床に臨む」という意味です．生まれてから死への道を確実に歩んでいく運命にあるわれわれにとって，あらゆる場所や状況が「死の床」であり，そこに「臨み」，そしてそこで生じる諸問題を学際的に扱う領域が「臨床死生学」です．

　生死にかかわる問題は直線的に結論がでるものではなく，またひとつの観点だけから語られるものでもありません．医学や医療の流れはもとより，その時代の社会の動き，文化，さらには東日本大震災のような自然現象や大規模災害によっても影響を受けつつ，多角的に，また行きつ戻りつしながら地道に議論されていくものです．そこでは，医学，看護学，福祉学，心理学，生命倫理学，哲学，社会学，法律学，宗教学，当事者など多様な立場からの研究が必要になります．臨床死生学が扱う領域は，たとえば高齢者の急増とそれに付随する胃瘻のような延命処置，治療を拒否するという態度を含むがん治療の多様化，再生医療をめぐる死の問題，出生前診断や遺伝子診断，在宅死や孤独死，自殺や災害による遺族のケア等々，時代と共に膨らむ一方です．

　こうした時代の中で，本書が医学や看護学を学ぶ学生をはじめ，まさに臨床現場で働く方や関連領域の研究者の一助になることを願ってやみません．

臨床死生学を学ぶ方々へ

埼玉医科大学国際医療センター精神腫瘍科

大 西 秀 樹

　生あるところには必ず死があり，両者は等しく訪れる．

　多くの人は生の側面を中心に考え，死はなるべく避けて通りたいのではないだろうか．だが，よく考えると，この考え方を通すことは難しい．なぜなら，周囲の人々および自らに死は必ず訪れるからだ．気づいてからでは遅いこともある．だから，私たちは死を見つめなければならない．それに加え，死を見つめるからこそ生が充実する．死を前にした患者さんたちの精神的成長がその証拠だ．

　私たちの人生は生と死の問題に満ちている．また，医療・科学技術の進歩により，生と死の問題はますます複雑なものとなるだろう．

　したがって，医療のみならず日常生活の様々な場面で起きている生と死の問題について科学的な研究と実践を行う学問である臨床死生学が欠かせない．

　しかし，このような状況で，生と死の問題に対する指針を提供してくれる書物はほとんどないのが現状である．これから臨床死生学の道に足を踏み入れる学生にとっては，地図がないまま大海に漕ぎ出してゆくようなものであろう．このままではいけない．

　そこで日本臨床死生学会は，臨床死生学を学びたい人の指針となるような教科書作りを使命とし，本書作成に踏み切った．

　執筆者はわが国で臨床死生学を研究，実践している方々にお願いした．豊富な専門知識と実践に裏付けられた内容は，皆様の疑問に答えてくれるだろう．

　本書の特徴は第2部の「気づく力，考える力，行動する力」である．臨床死生学の問題は，日常の至る所に存在する．知識があってもそれを使いこなせなければ，臨床死生学を学んだ意義がない．本書は，日常の中で臨床死生学を生かす代表的な場面を盛り込んである．ここで概要をくみとり，自らの気づく，考える力，そして行動する力を育ててほしい．

　死生の現場は日常のあらゆる領域にわたる．したがって，本書も内容的に多岐にわたっているが，まずは自分の興味関心のあるところから読み進めていただきたい．読み進む間に，他の分野に関する関心も深まるだろう．

　本書より臨床死生学の基本を学び，今後の人生に役立ててほしい．それが，執筆者一同の願いである．

本書の構成と内容について

小野　充一

　ここでは本書を刊行する目的と，本書における構成と各章の内容について簡単に紹介する．

本書刊行の目的と意義

　今日の臨床現場では，医療技術の進歩によって様々な生や死の在り方が存在するようになったことで，医療従事者の専門的判断や行為の実行という手法で処理しきれないような事案も見られるようになってきた．さらに，生活習慣病が医療の対象として台頭してきたことなどから，臨床現場における当事者としての患者自身や家族の主張や責任を求める風潮が社会でも一般的になったことで，生と死の際などにおける患者や家族の主体的な判断を求める場面も増加している．

　しかしながら，そのような個人と家族における深く大きな課題については，宗教や共同体などによって支えられてきた死生観や，これまでの日本社会で培ってきた伝統的な生や死の在り方・迎え方などの既存の価値観による対応が行いにくい状況が出現してきたことから，死生をめぐる問いに対する回答を示す作業は個々人が手探りで行うしかないものとなっている．さらに，これらの問いが多く発生する死生の臨床現場における医療従事者に求められる知識や技術を身に付ける機会が少ないことから，このような臨床現場に入る前に，事前に様々な課題について俯瞰する機会やプロフェッショナルとしての姿勢，チームアプローチの在り方などについて学ぶことが求められるようになっている．

　本書は，医療や福祉を始めとする様々な死生の体験が交錯する臨床現場において，当事者として参画する予定の学生や，このような臨床現場に興味を持つ若者たちを対象に，医学，看護学にまつわる，薬学，福祉学，リハビリテーション学などの諸学問の学びと並行して，臨床死生学の持つ幅広い内容を理解してもらうことを目標としている．さらに，本書は日本臨床死生学会として，これまでの約20年間の学会の集大成として取り組む活動であるものの，単純に過去の活動を俯瞰するのではなく，今後の日本に求められる死生の臨床現場を俯瞰して，次世代にむけて解決を図るための課題を抽出することを目指した．このために，学会で組織した死生テキスト編集委員会においても各々の臨床現場で活躍する若手の研究者たちが執筆者として顔をそろえることとなった．以上より，本書の目標として，臨床死生学としての多様な知識・概念を体系的に整理して提示すること，既成概念を押し付けるのではなく，各々の立場によって多様な死生観があり，それが時とともに変遷していくものであることに気付いてもらうことで，臨床現場（医療・福祉）でのより適切な判断・行動を行うのに役立つような方法について，自ら考えることが出来るようになることを掲げた．本書を通読することで，死生の際における

難しい課題について，多様な視点を用いて自ら考える姿勢を身に付けてもらえれば幸いである．

本書の構成と概要

本書は，第1部「臨床死生学とは？」，第2部「死生の際で求められる「気づく力・考える力・行動する力」」，第8部「「死」「別れ」の文化」の3部で構成されるが，第1部では臨床死生学の学問としての概観とそこで用いられる知識と手法について解説した．第2部では，現代社会における臨床死生の現場を俯瞰して各々の領域における臨床死生の課題を各専門家が解説した．さらに第3部は，「死」と「別れ」について社会学と医療人類学の立場から論じた．これらにより，多様な視点と取り組みの手法について実践的な学びを得ることを目標としている．

第1章「臨床死生学とは」（山崎浩司）では，臨床死生学について，死にゆく人と直接かかわる医療者などの専門家，大切な人を喪った悲しみに直面する遺族など一般の人々，医療者・子ども・一般市民を対象にしたいのちの教育を試みる教育者などの各視点から学ぶことを目標にして，臨床死生学（および死生学）の発展の背景や定義について検討した．特に「臨床」に地平を広げる臨床死生学として，「臨床」という概念を問いなおす臨床死生学の意義について展望している．

第2章「臨床死生学に必要な知識の基盤」（小野充一）は，生物科学的な基礎知識として「生命現象」と「死」のメカニズムを理解することや，「生」と「死」に関する概念的整理を行うことを目標としている．この章の学びのエッセンスは，「生」と「死」に関する概念は，現実の生活で起きるそれぞれの人にとっての生活体験が複合する事象であるという認識を基盤とすることと，臨床死生学の有用性は，個人における「死」の受け止めや認識を個人の主体性の表出として理解して，そのプロセスを支援することにあると受け止めることにある．

第3章「臨床死生学の深め方や手法」（田代志門）では，臨床死生学の問いは，「ひとごと」ではなく「わがこと」として死の問題を捉えることから生まれることとして，先人の考えに触れ，書かれたものとの対話を繰り返すプロセスが欠かせないという認識をもとに，問いの発見，問いを深める，方法を選ぶ，言葉にするプロセスへという4段階で解説を行った．さらに，この学問で用いられる4つの研究手法として，「歴史研究と異文化比較」「概念的研究」「量的研究」「質的研究」を駆使することを提唱した．

第4章「ひとの命の始まり・妊娠と出産にまつわる死生」（白井千晶）では，ひとの命の始まりにどのような死生学的位相が存在するかを整理し，命をつくること，命を調べる（出生前検査）ことと選ぶこと，命を見ること，妊娠を継続すること，作られる・見られる・選ばれる立場への思いをもとに，主体的に「育てる」ことへの架橋を提唱した．

第5章「生きることが難しい生の臨床現場から見る「法律の壁と死生の際」」（鈴木雄介）では，終末期医療において，生命の保護に配慮しつつ，患者の自己決定に従い，いかなる医療行為をなすべきであるかという視点から，法律上，安楽死，尊厳死が適法となる要件，また終末期において医師以外の者が患者に対して為し得る行為の限界などについて述べるとともに，厚

生労働省「終末期医療の決定プロセスに関するガイドライン」などに従い，あるべき終末期医療の姿を実現することについて検討した．

第6章「生命の終わりの臨床現場におけるスタッフから見る「死生の際における困難と希望」」（中澤秀雄）では，緩和ケア医の視点から，医療現場の概況，終末期ケアについて検討して，そこで問題となる死生観の在り方と患者以外へのケアについて述べ，基本的な考え方は「がん」ばかりでなく生命に関わる疾患には共通しているので自分なりの考えを醸成することが現場で役立つこととした．

第7章「自殺と自傷行為」（赤澤正人・松本俊彦）では，まず自傷と自殺の違いを述べ，さらにわが国の若者における自傷行為の特徴を俯瞰した．次いで，自らを傷つける若者の死生観を検証し，自殺潜在能力と自殺予防教育のあり方について述べ，これらの事象の背景が連続した自己破壊的スペクトラムをなしていることと，自分を大切にできないことの延長に自殺という現象があることを理解する必要があるとした．

第8章「事故と災害：救急医療と死生観」（鈴木義彦・長谷川剛）において述べられたのは，救急医療と死生学の関係についてである．特に突然の死別が，残されたものに及ぼす心理的影響や，阪神・淡路大震災や東日本大震災の経験を踏まえ，大規模災害が被災者や支援者，そして一般市民にもたらす影響について概説している．

第9章「神経難病（ALS）が抱える課題」（荻野美恵子）は，特に筋萎縮性側索硬化症（amyotrophic lateral sclerosis：ALS）における死生の課題として，進行が早く平均3〜5年で寝たきりとなり，呼吸不全に陥ることや現在のところ根治療法がないこと，さらに気管切開人工呼吸器を選択すれば，極端に制限された身体機能で常時介護が必要な状態での生か死かの選択を迫られる疾患であるとして，その間に存在する様々な医療処置や予後の選択について，生死の選択を迫られる状況をサポートすることを含めて，この臨床現場における死生観の醸成と人間の尊厳や生きる意味を考えさせられるとした．

第10章「認知症患者と家族の生活」（平原左斗司）では，認知症の自然経過と死の状況を俯瞰し，認知症患者にとっての死と認知症とともに生きるということや，家族として，ともに生きるということについて，緩和ケアの理念と手法を提供している在宅緩和ケア現場の状況をもとに，伴走者としての医療とチームの役割について論述した．

第11章「小児がん患者と家族の生き方」（辻尚子）において，治療選択の意思決定における問題や医療者における「死の5段階」について解説し，具体的な課題として「患児にとっての利益」と「家族にとっての利益」が衝突したときの課題と，小児がん患者のきょうだいのケアについて検討した．さらに，小児がんの子どもと家族を取り巻く様々な問題とその解決への糸口として，支えとなる希望や死生観は「死を否定することが希望になるのではなく，人への思いやりと気遣いが，真の希望となる」であるとした．

第12章「がん緩和医療と在宅ケア」（吉澤明孝）においては，緩和医療とは患者や家族の現在のQOLを最大限まで高めることを目標とする医療であるとしたうえで，緩和医療における

死生学の意義や，在宅緩和医療において在宅看取りを目指すべきゴールとして提唱した．

　第13章「グリーフケア」（金子絵里乃）は，グリーフ／グリーフケアの定義を述べて，グリーフケアの視点とアプローチの手法について解説した．さらにグリーフケアの実際について，セルフヘルプ・グループの有用性について論述した．

　第14章「埋葬／葬送儀礼」（鈴木勝己）では，世界における様々な葬送儀礼の形を俯瞰することで，いろいろな死のかたちについて紹介し，次いで葬送儀礼の意味について医療人類学の視点から検討した．以上より，死生の際における難しい課題について，多様な視点から自ら考える姿勢を身に付けるという本書の目的が達せられることを期待したい．

目　次

『テキスト 臨床死生学』発刊にあたって ——————————— 飯森眞喜雄　i
臨床死生学を学ぶ方々へ ————————————————— 大西秀樹　ii
本書の構成と内容について ———————————————— 小野充一　iii

第1部　臨床死生学とは？

第1章　臨床死生学の基盤 ————————————— 山崎浩司　3
　　第1節　はじめに　3
　　第2節　死生学と臨床死生学の定義　4
　　第3節　臨床死生学への関心と学としての輪郭　8
　　第4節　「臨床」の地平を広げる臨床死生学　12

第2章　臨床死生学に求められる基礎的な知識と概念 —— 小野充一　15
　　第1節　「生」と「死」に関する生物科学的な理解　15
　　第2節　「生」と「死」に関する概念的整理　21

第3章　臨床死生学の問いと方法 ——————————— 田代志門　33
　　第1節　はじめに　33
　　第2節　問いの発見　34
　　第3節　問いを深める　35
　　第4節　方法を選ぶ　38
　　第5節　言葉にするプロセスへ　41

第2部　死生の際で求められる「気づく力・考える力・行動する力」

第4章　ひとの命の始まりの死生学 ——————————— 白井千晶　47
　　第1節　つくる　47
　　第2節　調べる——出生前検査　49

第3節　選ぶ　51
　　　第4節　見る——胎児を見る超音波画像診断装置　52
　　　第5節　妊娠を継続する　53
　　　第6節　作られる・見られる・選ばれる　54
　　　第7節　おわりに——「育てる」への架橋　56

第5章　生きることが難しい生の臨床現場から見る 「法律の壁と死生の際」　　　　　　　　　　　　　鈴木雄介　59

　　　第1節　終末期医療と安楽死・尊厳死　59
　　　第2節　終末期の患者に対する介護と医師法17条　65
　　　第3節　厚生労働省「終末期医療の決定プロセスに関するガイドライン」に沿った検討　66
　　　第4節　まとめ　67

第6章　生命の終わりの臨床現場におけるスタッフから見る 「死生の際の困難と希望」　　　　　　　　　　　　中澤秀雄　71

　　　第1節　死と医療のかかわり　71
　　　第2節　終末期ケア　74
　　　第3節　死生観　78
　　　第4節　患者以外へのケア　80
　　　第5節　おわりに　83

第7章　自殺と自傷行為　　　　　　　　　　　　赤澤正人・松本俊彦　85

　　　第1節　自傷と自殺の違い　85
　　　第2節　わが国の若者における自傷行為　86
　　　第3節　自らを傷つける若者の死生観　90
　　　第4節　身についた自殺潜在能力と自殺予防教育のあり方　92

第8章　事故と災害：救急医療と死生学　　　　　鈴木義彦・長谷川剛　97

　　　第1節　救急医療と死生学　97
　　　第2節　突然の死　98
　　　第3節　救急現場における諸問題　101
　　　第4節　災害　102

第9章　神経難病（ALS）が抱える課題　　　　　　　　　　荻野美恵子　109

第1節　はじめに　109
第2節　ALS──疾患の概略　110
第3節　一般的な課題　111
第4節　やや難しい課題　113
第5節　解決困難な課題　117

第10章　認知症患者と家族の生活　　　　　　　　　　　　平原佐斗司　123

第1節　認知症の自然経過と死　123
第2節　認知症患者にとっての死と認知症とともに生きるということ　126
第3節　家族として，ともに生きるということ　130
第4節　伴走者としての医療とチームの役割　131

第11章　小児がん患者と家族の生き方　　　　　　　　　　　森尚子　135

第1節　はじめに　135
第2節　治療選択の意思決定における問題　136
第3節　医療者における「死の5段階」　137
第4節　患児にとっての利益と，家族にとっての利益が衝突した時　138
第5節　小児がん患者のきょうだいのケア　139
第6節　死と向き合うことと，希望のよすが　140
第7節　死生観について　142

第12章　がん緩和ケアと在宅ケア　　　　　　　　　　　　　吉澤明孝　147

第1節　はじめに　147
第2節　緩和ケアスキルの基本　149
第3節　緩和ケアにおける死生学　152
第4節　在宅緩和ケア　154

第3部　「死」「別れ」の文化

第13章　グリーフケア　　　　　　　　　　　　　　　　　　金子絵里乃　159

第1節　グリーフ／グリーフケアの定義　159
第2節　グリーフケアの視点・アプローチ　162
第3節　グリーフケアの実際　165

目　次

第14章　埋葬／葬送儀礼 ―――――――――――――― 鈴木勝己　173

　　第1節　葬送儀礼――いろいろな死のかたち　173
　　第2節　葬送儀礼の意味　176
　　第3節　まとめにかえて　180

おわりに ――――――――――――――――――――― 五十子敬子　183

執筆者一覧　185

事項索引　189

人名索引　191

第 1 部
臨床死生学とは？

第1章 臨床死生学の基盤

　臨床死生学は，20世紀後半に人間の死生にまつわる日本の社会状況が急激に変化し，人々がその新たな状況に対応する指針を模索する中で成立してきた学問である．この学問は，死にゆく人と直接かかわる医療者などの専門家，大切な人を喪った悲しみに直面する遺族など一般の人々，医療者・子ども・一般市民を対象にしたいのちの教育を試みる教育者などから，死生にまつわる現場を踏まえた叡智の検討，洗練，提供を期待されている．本章では，こうした臨床死生学（および死生学）の発展の背景や定義について検討していく．

【学習の要点】

・死にまつわる現象に照準する，死と生を切り離さず同じ重みで捉える，実践的・学際的・実存的スタンスで死生の問題に取り組む，という死生学の基本を確認する．
・臨床死生学の「臨床」の意味の幅と学としてのあり方について，死生学，基礎死生学，デス・エデュケーションとの関連で考える．
・臨床死生学／死生学が，どのような死生にまつわる社会状況の変化に応じて発展してきたかを理解する．

キーワード▶死生観，臨床，死の囲い込み／死の医療化，死別悲嘆，デス・エデュケーション

第1節　はじめに

　「シセイガク」という言葉をはじめて耳にしたとき，それは「死生学」であり，死ぬこと生きることに関する学問であると，どれだけの人がすぐに想像しえただろうか．中には「姿勢学」や「市井学」かな，などと思った人もいるかもしれない．というのも，「死生」という表現は一般的でなく，ふつうはすぐに頭に浮かばない．一般的に，私たちは「生死を分ける」や「生死をさまよう」というように，「生死」という表現を使う．しかし，この学問の名前は「生死学」ではなく，「死生学」である．なぜだろうか．

　一方で，人の生死に関する見方をあらわす言葉に目を向けると，こんどは「生死観」よりも「死生観」という表現が，どちらかといえば一般的であることに気づくだろう．遺体を清めて棺に納める納棺師が主人公の映画『おくりびと』が，2009年にアカデミー賞外国語映画賞を受賞したときも，新聞紙面などでこの映画は死生観をテーマにした作品であるといった説明が散見した．「生死観」ではなく「死生観」であることと，「生死学」ではなく「死生学」であることには，何か関係があるのだろうか．

第1部　臨床死生学とは？

ところで，本書は「臨床死生学」のテキストであり，単なる「死生学」のテキストではない．では，「臨床死生学」と「死生学」はどのように違うのだろうか．そして，臨床死生学における「臨床」とは何を指しているのだろうか．一般的には，「臨床」と聞けば医療や福祉を中心としたケアの現場がすぐに連想されるだろう．しかし，死生の問題はケアの現場に特化したものではない．たとえば，学校教育の現場で子どもにいのちについて考える機会を提供する試みがある．こうした試みは，臨床死生学とは関係ないのだろうか．

端緒を開く本章では，死生学という新しい学問について，とくに臨床死生学に焦点化しつつ概観する．まず，次の第2節では，死生学と臨床死生学の定義と位置づけを確認する．続いて第3節では，社会からの臨床死生学への関心のあり方を考察し，臨床死生学を要請する社会状況とその反映として立ち現われた学としての輪郭を確認する．最終第4節では，「臨床」という概念を問いなおす臨床死生学を展望して，論を閉じることにする．

第2節　死生学と臨床死生学の定義

臨床死生学の定義を確認する前に，まずは死生学の名称と定義について論じる．というのも，ここでは臨床死生学を死生学と同列に置くのではなく，ひとまず死生学の下位領域に位置づけるからである．死生学と臨床死生学の関係については，以下第3項であらためて詳しく論じる．

1　死生学という名称

前節でも触れたように，死生学の定義を確認する上で，この学問がいかにして「生死学」ではなく「死生学」と呼ばれるようになったのかの考察は重要である．日本と同じく漢字文化圏である中国や台湾または韓国では，この学問は「生死（哲）学」や「死学」と一般的に呼ばれている．「死学」は，英語圏において流通している名称「デス・スタディーズ death studies」や「サナトロジー thanatology」の直訳にあたる．しかし，日本では「死学」や「生死学」は名称として採用されず，「死生学」という名称が定着した．

その理由を考えるとき，「死生観」という語が「生死観」と同じく比較的以前から，近代日本社会の知識人層の間で流通していた事実は見逃せない．「死生観」の語を冠した恐らくもっとも古い書籍は，仏教学者の加藤咄堂により書かれた『死生観』で，1904年に出版された．宗教学者の島薗進は，本書の出版以後，「生死観」よりも「死生観」の語が頻繁に使われ定着して行った時期が続いたことについて，次のように説明している——

「生死」の語を用いると仏教独自の教説の世界に深く引き込まれて行かざるをえなくなる．だが，人々が関心をもったのは，そのような仏教教説の世界ではなく，「死」をめぐる新たな言説・考察領域だった．そうした言説・考察領域を指し示すにはとりあえず「死生

観」の語の方が適切に思えたのだ（島薗, 2012, 58-59）.

つまり，仏教における「生死（しょうじ）」は教理の核心にまつわる深遠な意味をもった言葉であり，仏教徒にとって一般の人々に簡単に説明できるものではなかった．また，人々が求めた新たな死にまつわる言説・考察領域は，特に仏教的な限定を前提にしていなかった．こうした背景から，「生死観」よりも「死生観」が好んで使われるようになったということである．

この流れが第二次世界大戦中から戦後にかけて継承され，現在の「死生観」という語の流布と定着（そしてその裏腹である「生死観」という語の比較的限定的な利用）に至った．そして1970年代後半から80年代前半あたりで，死を主題とする学問の誕生に際して命名の必要性が生じたとき，「生死学」ではなく「死生学」が自然と採用されていったと考えられる．

2　死生学の定義

端的に定義すれば，死生学とは，死にまつわる現象にまずもって照準し，その探究や考察をとおして生をとらえなおす学問であり，実践的，学際的，実存的な特徴をもつ．

死生学では，生にまつわる現象に注目した過程や結果として間接的に死に注目するのではない．まずもって死にまつわる現象に注目する．そして，生はあくまでも死への照準から逆照射的に浮かび上がらせる．つまり，ベクトルは生から死ではなく，死から生に向いている．この意味でも，「生死学」ではなく「死生学」という呼称はふさわしい．いずれにしても，生への照準から死をとらえる研究ならば，すでに哲学，倫理学，社会学，心理学，医学などの分野で相当の蓄積があり，死生学という新たな学問の形成を望むまでもない．

また，死生学は死のみに照準して考究するのではなく，死と生を切り離せない対とみなす．そして，死と生を等しく重視し，現代社会における死の忌避・否定とその反面である生への過剰な価値づけを問い直すといった志向を，この学問はもっている．だからこそ，やはり「死学」よりも「死生学」が適切な名称であるといえよう．

ところで，死にまつわる現象の考察から生をとらえなおすとは，個々人が哲学的に自分の死生観を問いなおすことに限定されるわけではない．日本の死生学は，欧米のデス・スタディーズに比べて，そうしたとらえられ方をされがちな印象がある．しかし，死生に関する現象の多くは，何らかの具体的な提言や方策を要する社会的な問題であり，個人的な思索以上の対応が求められる．この意味で，死生学は実践的であることを要請される．

また，さまざまな死生の問題に対応するには，既存の学問分野が個別に展開していた研究や取り組みを，それぞれの問題に合わせて統合・折衷しなければならないため，死生学は必然的に学際的な特徴をもつことになる．たとえば，終末期医療や脳死・臓器移植にまつわる問題は，医学や看護学だけで対応できるものではなく，哲学，倫理学，法学，心理学といった分野の知見や方法を，必要に応じて取り入れたり組み合わせたりしながら対応する必要がある．

学際的なスタンスを背景に，往々にして複雑な死生の問題に実践的にかかわっていく上で，その問題の渦中にある個々人や集団，さらには彼らを内包する社会に対し，死生学者は直接または間接に関与していくことが求められる．その関与のあり方は，思考し特定の価値観にもとづき主張する「私」を棚上げし，安全な高みから客観的な研究者として対象を取り扱うものであってはならない．それは，自らの立ち位置や観点をできる限り内省的に自覚しつつ，特定の社会的歴史的制約の中で，あくまで主体的かつ具体的に対象にかかわるものでなければならない．いいかえれば，死生学者は実存的であることが求められるということである．

3　臨床死生学の定義

(1)　狭義の臨床死生学

　死生学が，死にまつわる現象にまずもって注目することを基本スタンスとするならば，頻繁に生死の問題に直面する領域に深くかかわることになる．現代社会でいえば，その最たるものは医療・ケア——いわゆる「臨床」——の領域であろう．死生学において臨床に関するテーマに焦点化し，臨床現場と直接・間接にかかわりながら，状況改善や問題解決を志向するのが臨床死生学である．哲学・臨床倫理学者の清水哲郎は，死生学の一部門としての臨床死生学を，次のように説明している——

> 　医療や介護という場で，生死にかかわる状態にある人たちのケアにあたっている人たちが，まさにそのケアの場面において必要としている死生についての理解，ことにケアという実践をどのように進めていくか，どう患者・利用者やその家族に対応していくか，といった実践知を涵養することにかかわるような窓口というか，死生学の部門が求められているわけで，それを担う活動を「臨床死生学」と呼んでいる（清水, 2010, 39）．

　臨床死生学者は，臨床現場で生死にかかわる問題や困難に対応していく上で，有効なものの見方，考え方，実践力とはどのようなものなのかを，現場の人々との対話を重ねてともに考え育んでいく存在であることが求められる．意識されるべきは，臨床現場に死生学的知見を提供するだけでなく，臨床現場を学び，そこから生まれる叡智を受け取って，再びそれを現場の人々が活用できる形にして提供するといった循環運動である．

　ところで，臨床死生学における「臨床」の範囲は，医療や福祉などのケア領域に限定されるべきものなのだろうか．「臨床」の原義を確認すると，床に臥す病者に臨んで診療することとある．また，その英語である clinical はギリシャ語の kline（床）に由来する．だとすれば，臨床死生学を，保健・医療・福祉など健康と病いや障害に関する死生の問題を扱う死生学に限定することは，適切に思える．これを狭義の臨床死生学としよう．

狭義の臨床死生学は，死生学という大枠のうちに位置づけられる一つの下位領域である．他に，直接死生の現場に身を置かずとも，現場の人々や彼らの実践に対する感受性をもちつつ，文学，歴史，哲学，宗教，文化などに関する深い思索をとおして，死生学的な知識を蓄積していく領域があり，それは「基礎死生学」と呼びうる（島薗，2011, 1）．基礎死生学は，狭義の臨床死生学にとって臨床の知とは異なる知の源泉であると同時に，狭義の臨床死生学から臨床の知を受け取って，それを考察し発展させる役割を担っている．つまり，両者は相互補完的な関係にある．

（2） 広義の臨床死生学

死生学のうちに臨床死生学が位置づけられるのならば，学会の体系としては「死生学会」という基幹的な学会があり，領域的な学会ないし部会として「臨床死生学会」が存在するのが理に適ったあり方であろう．しかし，少なくとも日本ではそうなってはいない．わが国の死生学関連の主要な学会には，唯一「死生学」の語を冠している日本臨床死生学会と，その規模と活動内容からすれば実質的には学会である日本死の臨床研究会がある．双方とも「臨床」の語が名称に含まれており，日本の死生学が多くの臨床医療にかかわる者たちによって，主に牽引されてきた歴史的背景を反映している（山崎，2012a, 182）．

では，日本臨床死生学会や日本死の臨床研究会では，狭義の臨床に限定された研究しか行われていないのかといえば，そうではない．以前から，公教育の枠組みにおけるいのちの教育に関する研究や，死生を題材にした文学や文芸をもとにした分析など，狭義の臨床を超えたひろがりのある研究が少なからず行われている．こうしたデス・エデュケーションや基礎死生学にまつわる研究が，「臨床死生学」の名の下で行われていることについては，どのように理解すればよいのだろうか．

ひとつの考え方は，死生学の特性の一つが学際性であることからすれば，臨床医療の範囲を超えた研究が行われるのは当然であり，臨床死生学はそうした研究を排除すべきではない，というものである．つまり，医療臨床をベースとしつつ，狭義の「臨床」の枠組みを超える関連研究は許容されるといった，比較的に消極的な「臨床」の意味の拡張である．

もうひとつの考え方は，「臨床」という語を思いきって臨床医療の限定から解き放つというものである．こうした積極的な「臨床」の意味の拡張は，もともと医療や福祉に関心を限定していたわけではない社会学や哲学といった分野で，昨今「臨床社会学」や「臨床哲学」といった領域が確立してきている動きに見てとれる．哲学者の鷲田清一によれば，ここでいう「臨床」には「医師が患者のベッドサイドに赴くように，書斎や研究室から出て，社会のベッドサイド，つまりはさまざまな問題が発生している社会の現場に身を置いて研究するという強い含意がある」（鷲田，2012, 1327）．この含意を臨床死生学でも採用するならば，その射程は医療や福祉に当然限定されず，生死の問題がさまざまな形で生起する現場に直接・間接にかかわり，実践性を意識して研究しようとするあらゆる試みが含まれる．これを広義の臨床死生学としよう．

広義の臨床死生学のキーワードを確認すると，臨床医療に限定されないという意味での学際性，現場で起きている問題に取り組むという意味での実践性，そして「私」を棚上げすることなく問題が起きている現場に研究者が身を置くという意味での実存性，ということになる．つまり，広義の臨床死生学は，限りなく大枠としての死生学と重なることになる．

第3節　臨床死生学への関心と学としての輪郭

1　死の医療化と臨床死生学の要請

　日本での臨床死生学への関心をふり返るうえで，1977年は記念碑的に重要な年である．この年，日本で病院死の数が在宅死の数をはじめて上回り，死亡場所の約8割を病院・診療所が占めるという現在の状況の起点となった（厚生労働省「2010年人口動態統計」）．1950年代初頭には逆に8割以上の人が自宅で亡くなり，病院・診療所での死亡は1割程度であったことからすると，およそ半世紀のうちに日本人が死に臨む場所・死にゆく者を看取る場所は，急速に家を離れて医療機関へと移っていった．つまり，人の死や看取りは医療の専門家や専門機関に囲い込まれ，人々の日常生活の場から遠ざけられ，一般市民が直接かかわったり目撃したりする機会と時間が減っていった．

　こうした近代医療による死の囲い込みは「死の医療化 medicalization of death」などと呼ばれるが，それは死を遠ざけられた一般市民にとってだけでなく，死を囲い込む側となった医療者・医療機関にも新たな困難や戸惑いをもたらした――医学的に患者が末期状態であるとどのように定義するのか．定義したとしてそれを誰にどのように伝えるのか．完治を目指す積極的な治療を止めるのか止めないのか．止めるのならいつ止めて，どのように終末期ケアにつなげていくのか．患者やその家族にとって自宅と違い思い出や思い入れが稀薄である病院という場所で，いかにその患者・家族にとって納得のいく療養が最期までできるのか．在宅看取りの場合，どのような体制や支援が患者・家族にとってベストなのか．遺族となる（なった）人々を医療者は，どこまでどのように支援すべきなのか――これらは終末期医療，ホスピスケア，緩和医療，遺族ケアにかかわる問題群である．

　これらの問題群に直面した医療者たちは，死や死にゆくことにまつわる課題に技術論だけで対応するには限界を感じ，医療者と一般社会の双方の死生観を問いなおす必要性に注意を向けていった．早くから在宅緩和ケアの包括的なモデル構築に取り組み，臨床医として1500人以上を看取ってきた岡部健は，医療者としての自らの死生観の問いなおしと，一般社会における死生観の現状について，次のように述べている――

　　「死後は無である」と断定し，死を単に物理的な問題と受け流していた時代には，いくら

死に接しても，なにも自分の魂に響くものはなかった．しかし，……個性的な患者の看取りを通して，生と死の連続性が確信され，「人をあの世に送るのだ」という意識が培われた．それとともに，私自身がようやく「死」を受けとめられるようになった．それは私の個人的な体験にとどまるものではないだろう．かけがえのない個人史を刻んできた人と向き合い，亡くなるプロセスに立ち会う機会が奪いとられてしまったこと，現代人の死生観が空洞化した根本的な原因はここにあると考えてよいのではないか（岡部・相澤・竹之内，2009, 26）．

医療者を中心としたこうした死生観やいのちをめぐる現場での実践のあり方に関する問いなおしは，すでに挙げた日本死の臨床研究会（1977年～）や日本臨床死生学会（1995年～）の創設，また，日本医療哲学・倫理学会（1987年～），日本生命倫理学会（1988年～），全国ホスピス・緩和ケア病棟連絡協議会（1991年～，現・日本ホスピス緩和ケア協会），日本緩和医療学会（1996年～），日本スピリチュアルケア学会（2007年～）など，臨床死生学と密接に関連した諸会の設立を少なからず後押ししていったと考えられる．

2　死の囲い込みと個別化した死別悲嘆への対応

死を日常から遠ざけ，岡部のいう「死生観の空洞化」を現代社会に引き起こした原因を，近代医療による「死の医療化」だけに求めることはできない．それは恐らく最大要因の一つであろうが，死は近代医療以外の専門職・専門機関によっても囲い込まれて行った．たとえば，交通や遭難絡みの事故死，焼死，殺人などによる死亡への対応は，警察や消防などの専門家が囲い込むことになり，地域社会の一般市民が関与する余地は非常に限られている．また，在宅死が主流であった1950年代には，葬送儀礼は死者の近隣者や親族などが死者の自宅や地域社会においてとりおこなっていたが，2005年現在では葬儀の多くが葬祭業者の手にゆだねられ，場所も約7割が葬儀会館となっている（公正取引委員会事務総局，2005, 8）．

地縁にもとづく伝統的な村落共同体では，大切な人と死別した悲しみは，いわゆる葬儀に加えて，たとえば近隣者または村総出で死者を埋葬地まで列をなして送って行くという「野辺送り」と呼ばれる集合的な儀礼の中で，様式的な型を枠組みとして表出されたり分かち合われたりされた．しかし，都市化や核家族化が進み，地縁や血縁の縛りにもとづいた共同体の解体と，それに伴う慣習的な葬送や服喪の様式の変容・衰退が起こった．野辺送りは見られなくなり，場合によっては通夜や告別式，そして四十九日や年忌法要などの追悼儀礼も省略されるようになってきた．死別悲嘆への集合的・儀礼的対応が消失ないし弱体化し，死別悲嘆は親族や友人が自力でなんとか対処することが前提となった．いいかえれば，自治体や国が地域社会ぐるみの死別者支援に関する責務を負うものではない，というのが現代日本社会の基本姿勢ということである．

ただし，社会問題として扱われる自死（自殺）・大災害・大事故の遺族や遺児については，社会全体として支援体制を整えるべきと少なからず考えられるようになり，政府によって「心のケア」の専門家が雇用されたり派遣されたりしている．さらに，「遺族ケア」の名の下に医療現場でも死別者を支えようという動きが見られる．つまり，死別悲嘆は基本的に当事者によって個人的に対処されるべきだが，ある程度は専門家が（今のところ自助努力で）支援すべきであるという立ち位置である．

いずれにしても，伝統的共同体の衰退によって，避けがたく濃密な人間関係のうちで儀礼的に死別を悲しむという縛りがなくなったかわりに，現代人は以前に比べると希薄で選択的な人間関係のうちで，自分なりのスタイルで個別的に死別を悲しんだり死者を悼んだりせざるを得なくなった．特に「隣の人は何する人ぞ」といった状態にある都市住民は，個人や世帯ごとの強固なプライバシーを獲得していった一方で，彼らの死別悲嘆はこれまでになく個別化ないし孤立する可能性を拡大させた．

こうした死別悲嘆の問題に対する対応について，西洋社会のデス・スタディーズは，精神医学，心理学，社会学，カウンセリング学などの関連する理論・方法論・知見を，約一世紀にわたって渉猟および吸収し，考察と実践を積み重ねてきた（石川, 1990, Silverman and Klass, 1996）．日本の臨床死生学も，先行するデス・スタディーズの死別研究・悲嘆研究の蓄積を吸収しつつ，さまざまな原因による個々人レベルの数限りない死別悲嘆と，日航機墜落事故（野田, 1992），阪神・淡路大震災（樽川, 2007），JR福知山線脱線事故，東日本大震災などに代表される大規模で社会的影響が甚大であった事故や災害により死別者となった人々の悲しみに，広義の意味で臨床的に対応する中で発展してきた．

現代社会の死別悲嘆が極めて個別多様化したものであるならば，それへの対応も十分に個別的でなければならない側面は確かにある．従って，基本的に一対一のグリーフ（悲嘆）カウンセリングが注目され，隆盛するのは理解できる．しかし，死別悲嘆の問題は一個人の心の問題にとどまるものではない．たとえば，死別の原因や故人の属性が共通していることから，自助グループや遺族の会を作って連帯するといった社会的側面が見られる．また，社会によって死別を悲しむ権利をはく奪される「公認されない悲嘆」（Doka, 2002）という現象も存在することから，個別カウンセリングに囚われない社会的なアプローチも要請される．

3　三人称の死の氾濫とデス・エデュケーションへの期待

専門家による臨床死生学への関心は，すでに論じたように，死の囲い込みにより現場で次から次へと起きる死生にまつわる問題への対応には，自らの死生観とこれまでの実践を問いなおすことが重要であり，そのために何らかの指針がほしい，ということであろう．一方で，死を専門職に囲い込まれ，日常から遠ざけられた一般市民からすれば，自らの死をどうすれば理想に近づけられるのか，大切な人を看取る苦しみや難しさにどう対処していったらいいのか，あ

るいは大切な人を喪った悲しみをどうすれば和らげることができるのか，といった不安や混乱を解消するヒントを臨床死生学から得られるのではないか，という期待がそこにはあるだろう．

ところで，フランスの哲学者ヴラジミール・ジャンケレヴィッチは，「一人称の死」「二人称の死」「三人称の死」という3つの死の人称態を区別し，それぞれを「私の死」「あなたの死」「他者の死」と説明している（ジャンケレヴィッチ，1978）．人が自らの一度きりの死を想うとき，それは「一人称の死」の次元で死をとらえようとしている．また，人が大切な人を喪った悲しみに直面するとき，それは「二人称の死」——つまり「ほとんどわれわれの死のようなもの，われわれの死とほとんど同じだけ胸を引き裂くもの」（ジャンケレヴィッチ，1978, 29）——といった地平に死が位置づけられている．では，医療者にとって患者の死はどのような次元でとらえられているのだろうか．息子の脳死を通して死生学的考察を深めた作家の柳田邦男によれば，医師が死をとらえているのは「いかに熱心に治療を試みた患者であっても，やはり『三人称の死』の次元である．人生と生活を分かち合った肉親と死別したときの喪失感や悲嘆は，そこにはない」（柳田，1999, 223）という．

だとすれば，専門職による「死の医療化」や死の囲い込みの拡大は，数多くの「三人称の死」にまつわる状況を，死生の現場で生みだしてきたことになる．さらに，交換可能な他者の死としての「三人称の死」は，マスメディアを介して氾濫してきているが，その影響を大人とは異なるかたちで受けるのが子どもたちである．現代の多くの子どもにとって，死はゲームやマンガやテレビ番組で頻繁に目撃するものの，現実生活の中で目の当たりにすることは少ない．つまり，子どもたちは無数の「三人称の死」には曝露されるようになったが，「二人称の死」を経験したり「一人称の死」を持続的に強く意識したりする機会が，この半世紀の間にめっきり減ってきたといえる．

こうした子どもたちや死生の現場の医療者のように，「三人称の死」の氾濫に無意識的であれ直截的であれ遭遇する者たちが，いのちについて学び，感じ，考える機会や枠組みを提供するのも，広義の臨床死生学の役割であると期待されてきた．その具体的中身は，死生にまつわる教育の設計・実施・評価であり，英語で「デス・エデュケーション death education」，日本語では「死（へ）の準備教育」，「いのちの教育」，「生と死の教育」などと呼ばれているものである．

以上の死生をめぐる日本の社会的状況を踏まえ，デス・エデュケーションの射程を確認すると，大切な人との死別など「二人称の死」の衝撃に備えたり応じようとする悲嘆教育，自死という選択の回避を目指す自死予防教育，その自死予防も包含するいのちの一回性や不可逆性を確認する生命尊重教育，いのちの誕生をめぐる営みや倫理を考える性教育・生殖教育，死にゆく者へのケアや支援のあり方を「三人称の死」の次元から「二人称の死」の次元に引きつけつつ検討する看取り教育などが挙げられる．日本のデス・エデュケーションは，主に子どもに対しては学校教育の枠組で，医療者を含む成人にはリカレント教育や生涯学習などの社会教育の枠組で展開しているが，それは地域や家庭ないし伝統宗教が有していた死生の技法の伝達が成

り立たなくなったことの反映であると考えられる．

第4節 「臨床」の地平を広げる臨床死生学

　本章の冒頭で，死生の問題はケアの現場に特化したものではないと述べた．ここでいう「ケア」とは，狭い意味での「臨床」と同じ意味で使われていた．しかし，第2節で確認したように，少なくとも日本では「臨床死生学」の名の下に，いのちをめぐる医療の問題や死別悲嘆にまつわるケアの問題だけでなく，公教育や一般社会におけるいのちに関する教育（デス・エデュケーション）の問題も少なからず扱われてきた．これは「臨床／ケア」概念の拡張を意味しており，日本における広義の臨床死生学の展開ともいえるであろう．

　広義の臨床死生学における「臨床」では，専門職 - 非専門職関係（医療者 - 患者，カウンセラー - クライアント，教師 - 生徒）や専門機関（医療機関，カウンセリングルーム，学校）に限定されない広がりが，意識されるべきである．広義の臨床死生学が人の死生の問題全般に実践的にかかわろうとするならば，その人が多くの時間を過ごし，さまざまな人々とかかわりあいながら生きてきた日常生活の場としての社会／コミュニティのあり方に，深い眼差しを向けていく必要がある．なぜなら，人の死生の問題は人生全体にわたる問題であり，決して専門職 - 非専門職関係や専門機関といった狭い意味での「臨床」で完結するものではないからである．

　前出の岡部がいうように，「かけがえのない個人史を刻んできた人と向き合い，亡くなるプロセスに立ち会う機会が奪いとられてしまった」社会がいまの日本社会だとするならば，そうした社会の変革をめざして「社会のベッドサイド」に積極的に赴き，たとえば死にゆく者が心おきなく逝ける社会，看取る者が自分なりの納得をめざせる社会，死別者が存分に悲しめる社会を構想していくようなスタンス（Kellehear, 2005, 山崎, 2012b）が，広義の臨床死生学には求められているのではないだろうか．

【サイドメモ】

デス・エデュケーション

　死にまつわる多様な教育的試みの総称．一般的なテーマには，いのちの意味やいのちへの態度，死にゆくこと，死別悲嘆，死にかかわる人々に対するケアなどがある．人の死や死別に直面する専門家，逆に死に直面する機会は少ないがマスメディアによる多様な死のイメージに曝されている現代の子どもや若者，自らの死や身内の死について多くの疑問を抱く一般市民などが，主な対象である．実施形式は，学校教育，社会教育，生涯教育，短期研修，講演やシンポジウムなど多様である．アメリカのデス・エデュケーションの概要は（Wass, 2003），日本と世界のデス・エデュケーションの展望は（得丸, 2008）に詳しい．特に子どもを対象にした日本のいのちの教育については，（近藤, 2007）を参照のこと．

参考・引用文献

Doka K ed.（2002）*Disenfranchised Grief: New Directions, Challenges, and Strategies for Practice*. Research Press.
Kellehear A（2005）*Compassionate Cities: Public Health and End-of-Life Care*. Routledge.
Silverman P and Klass D（1996）"Introduction: What's the Problem?" In Klass D, Silverman P and Nickman S eds. *Continuing Bonds: New Understandings of Grief*. Taylor and Frances, pp. 3-27.
Wass H（2003）Death Education. In Kastenbaum R ed. Macmillan *Encyclopedia of Death and Dying*. Volume（A-K）. Macmillan Reference USA, pp. 211-218.

石川弘義（1990）『死の社会心理』金子書房.
岡部健・相澤出・竹之内裕文（2009）「在宅ホスピスの現場から――臨床死生学という課題」清水哲郎監修，岡部健・竹之内裕文編『どう生き どう死ぬか――現場から考える死生学』弓箭書院, 13-29.
公正取引委員会事務総局『葬儀サービスの取引実態に関する調査報告書』.
河野友信・平山正実編（2000）『臨床死生学事典』日本評論社.
近藤卓編（2007）『いのちの教育の理論と実践』金子書房.
島薗進（2011）「死生学を臨床現場に活かす」『MEDICO』42（1），1-3.
―――（2012）『日本人の死生観を読む――明治武士道から「おくりびと」へ』朝日新聞出版社.
清水哲郎（2010）「死生の理解をケア活動に活かす――臨床死生学のエッセンス」清水哲郎・島薗進編『ケア従事者のための死生学』ヌーヴェルヒロカワ, 38-63.
ジャンケレヴィッチ，ヴラジミール（1978）『死』仲澤紀雄訳, みすず書房.
樽川典子編（2007）『喪失と生存の社会学――大震災のライフ・ヒストリー』有斐閣.
デーケン, アルフォンス（2001）『生と死の教育』岩波書店.
得丸定子編（2008）『「いのち教育」をひもとく――日本と世界』現代図書.
野田正彰（1992）『喪の途上にて――大事故遺族の悲哀の研究』岩波書店.
柳田邦男（1999）『犠牲（サクリファイス）――わが息子・脳死の 11 日』文芸春秋.
山崎浩司（2012a）「大学における死生学教育の展開――英米と日本，現状と展望」平山正実編著『死別の悲しみを学ぶ 臨床死生学研究叢書 3』聖学院大学出版会, 167-197.
山崎浩司（2012b）「死生を支えるコミュニティの開発」『老年精神医学雑誌』23（10），1194-1200.
鷲田清一（2012）「臨床／臨床的」大澤真幸・吉見俊哉・鷲田清一編『現代社会学事典』弘文堂, 1327-1328.

第2章 臨床死生学に求められる基礎的な知識と概念

　臨床死生学を学ぶ上で必要とされる基礎的な知識と概念について整理し，今後の学習の基盤を形造る．

【学習の要点】

・生物科学的な基礎知識として「生命現象」と「死」のメカニズムを理解する．
・「死」「脳死」の判断は，社会的な影響のもとに今後も変更される可能性を含む恣意的な概念であると理解する．
・「生」と「死」に関する概念は，現実の生活で起きるそれぞれの人にとっての生活体験が複合する事象であるという認識を基盤とする．
・臨床死生学の有用性は，個人における「死」の受け止めや認識を個人の主体性の表出として理解して，そのプロセスを支援することにある．

キーワード▶死のメカニズム，脳死，死の受け止め，了解のプロセス支援

第1節　「生」と「死」に関する生物科学的な理解

1　生命現象と老化現象

（1）　生命現象とは

　生きているもの（生物）と生きていないもの（非生物）との違いは，生命現象を有しているかどうかという点で区別されるが，分子生物学などが進歩した現代においても簡単に定義づけられ了解されているわけではない．一般的に，生物の構成単位としての細胞という物質形態と情報（遺伝情報および調節情報）に生体エネルギーの3要素が連動して構築するシステムの活動様態であると捉えることが出来る．しかしながら，細胞を持たない生命現象としてウイルスを例に考えてみよう．すなわちウイルスは細胞を構成単位としないが，遺伝情報としての遺伝子を有し，他の生物の細胞を利用して増殖できることから生物と非生物の中間的な存在であるとされている．また，18世紀頃は有機化合物と無機化合物が生物と非生物を分けるカギの概念とされていたが，無機物から有機物を作り出すことが出来ることが確認されてから，その境界

も曖昧になってしまった．このように，自然科学は生物・生命の定義を厳密に行うことができていない状況であり，様々な立場から「生きているということ（生命現象）」が語られており，科学的な議論の途上にあることを理解するべきである．

しかしながら，最近の生物学では以下の性質を生物の基本的属性として定義し，これらを総称して生命現象の表れと捉えることが多い．

① 細胞膜で区分される生命エネルギーを保持する場（細胞）をもつ．
② 自己を複製する能力を有する．
③ 外界から物質を取り込み，それを代謝するエネルギー系を有する．

このような捉え方をすることで見えてくるのは，生命エネルギーを保持する最小単位としての場は細胞であり，この維持にはエネルギーの産生と消費（代謝）を伴い，ひとつずつの細胞の活動が永続するわけではないことから，次に生命現象を引き継いでくれる自分と同じ構造の細胞を複製することで，生命現象を時系列で維持する働きが生命の本質的特徴として挙げられるということである．

(2) 老化現象とは

次に，老化現象と「死」について考えてみよう．上記の生命現象を基盤として考えると，何らかの原因によって生命現象の構成要因が破綻し，個別の細胞がエネルギーの産生や消費（代謝）を行わなくなり，自己の複製も行えず，外界と細胞を隔てている細胞膜が破綻して，生命現象を行う場としての構造を維持できなくなることを，生命現象の終わり「細胞死」と呼ぶことが出来る．しかしながら，1個の細胞の死が直ちに個体死となるのは単細胞生物のみであり，多細胞生物では細胞の集合体である臓器の機能停止を臓器死，さらには個体の生存に重要な機能を司る臓器死によって導かれる個体としての死を個体死という多段階のプロセスを多細胞生物の死としてとらえることが出来る．

この生命現象が永遠に継続すれば死は訪れないと言えるだろう．しかしながら，生命現象が無制限に継続することはないという概念はほぼ了解されていると思われるが，有限であることの機序について十分に解明されているとは言えず，おおむね3通りの概念が考えられている．一つは，遺伝子による老化現象のコントロールを主体的に考えるプログラム学説である．これは，テロメアという染色体の末端にある構造が細胞分裂を繰り返していくごとに徐々に短縮してしまい，最後には分裂が出来なくなるとする考え方である．二つ目は，遺伝子が様々な要因によって不安定になり，分裂を繰り返していくうちに機能が失われていくというゲノム不安定説の考え方である．3つ目は，生体フリーラジカル・酸化ストレス説とも言い，色々な生体分子（蛋白質，脂質，核酸など）が活性酸素による障害を受けるのが老化の原因とする．

2 細胞「死」のメカニズム

(1) アポトーシス

　多細胞生物の体を構成する細胞の死に方には，2通りのタイプがあり，アポトーシス（apoptosis）と壊死・ネクローシス（necrosis）と称されている．アポトーシスは，不要になった細胞や有害となる細胞を除去するという機能を果たしており，プログラムされた細胞死と理解することが出来る．細胞の生死は，遺伝子によって調節されており，これらの遺伝子自体も細胞同士の相互連絡で制御されており，いつ死ぬべきか個体としての全体的統合性とも関連して決められている．アポトーシスの起こり方としては，まず核で変化が起こり，核と細胞が縮小して，細胞が融解する．最終的にアポトーシス小体を形成し，ほとんど痕跡を残さずにマクロファージなどに貪食されるが，炎症は起こさない．アポトーシスは，あらかじめ決まった時期に決まった場所で細胞死が起こるメカニズムの中核を支えているが，これが生物の形態変化などの仕組みとも関連している（例：オタマジャクシからカエルに変態する際に尻尾がなくなる）．さらに細胞増殖の異常で発生した生体にとって不要な細胞（例：がん細胞）の多くを自動的に除去することで，生体の恒常性を保つ働きも有している．

(2) ネクローシス

　次いで，ネクローシスは，細胞外の環境の変化として，感染，物理的破壊，化学的損傷，血流の減少血行不良など様々な要因によって引き起こされる細胞死である．形態的には細胞全体もミトコンドリアも徐々に膨化し，細胞質の変化が起こり，最終的には細胞膜が破裂して，炎症を伴った細胞融解を起こす．このタイプの細胞死はその細胞が生体の中で果たしている機能や部位・範囲などによって，生体機能に大きな影響を及ぼさない場合と，個体死まで至るような重大な影響を及ぼす場合がある．また，近年の研究では，アポトーシスの中にもネクローシスと同様の性質を示すものが見出されているなど，細胞死の様態が多様であることがわかり，細胞死制御に関するメカニズムはまだ十分解明されていると言えない状況である．

3 細胞死から臓器死・個体死へ

(1) 個体死の概念

　先述したように，細胞死が多くの細胞に広がり，その結果として個体の生命維持に重要な働きをする臓器の非可逆的な機能停止に至り，個体としての生命現象を維持することが出来なくなった状況を個体死と理解することが出来る．このような個体死の状況にあるかどうかという

判定を行うために，古くから「死の3徴候」の判定基準が用いられてきた．すなわち，心拍停止，呼吸停止および瞳孔散大・対光反射消失であるが，これらはすべて「体内酸素供給の不可逆的停止」という病態と密接に結びついている．すなわち，心臓が止まり，呼吸が止まった状況が，個体の生命機能を司る脳幹部の脳細胞が不可逆的に機能停止を来している状況に直結していることを，瞳孔が散大して対光反射が消失するという現象で理解しているという意味である．しかしながら「死の3徴候」のみが個体死の病態を表しているわけではなく，一般的に個体における「死んでいる」状況を認定するためには，以下のような身体の徴候を用いる場合があることも理解しておくべきである．

① 自発呼吸の消失：15分以上持続する呼吸運動の停止
② 循環の停止：15分以上持続する心拍動停止
③ 中枢神経系機能の停止：完全な意識消失．各部反射の消失（瞳孔散大・瞳孔固定・対光反射消失など）
④ 筋肉の弛緩
⑤ 体温の冷却化と皮膚の蒼白化
⑥ 死斑・死体硬直の出現

このように，個体死という概念は，全身の細胞が様々な速度で段階的かつ不可逆的に機能停止に向かっていくプロセスを便宜的に捉えたものであるとも言えるが，現代医学における個体死についての考え方として社会的にほぼ定着していた．しかしながら，近年は様々な医療技術の進歩によって重要臓器の機能をこれまでより格段に維持することが出来るようになった．（例：心臓手術における体外循環技術など）さらに移植医療という医学領域が確立される状況に至ったことから，個体死の判定基準が揺らぐだけでなく個体死の概念にも「脳死」というこれまでに考えられなかったような概念が加わったことで，「死」の解釈を巡る議論も新しい段階を迎えることとなった．

4 死体現象の理解と移植および脳死概念の出現

(1) 死体現象とは

身体の各細胞は，心臓と肺の機能停止（旧来の死の判定基準）と同時に一斉に死滅するわけではない．一般的に死体現象（post-mortem changes）という死後の身体変化の段階を追って全身的に徐々に現れる現象が知られている．まず，早期死体現象とは上述したような身体変化が死後1日以内に現れるものであり，瞳孔の対光反射の消失および散瞳，眼圧の低下，上位の皮膚の蒼白化と下位になった部位への死斑の出現，筋肉の弛緩後に現れる死体硬直 rigor mortis，皮膚や口唇粘膜などの乾燥，角膜の混濁，死体の冷却があげられ，死の判定に用いられる．次いで，晩期死体現象とはその後に現れる身体変化を総称して言うが，自家融解と腐敗現象，白

骨化などである．自家融解は組織中の酵素によって組織が融解されることで，赤血球の崩壊，ヘモグロビンや胆汁色素の浸潤，胃液による胃壁の消化や穿孔，臓器の軟化融解，母体内で死亡した胎児の浸軟などであり，バクテリア等の関与しない臓器の化学的融解を意味する．これに対して，腐敗現象は生体内外に存在するバクテリアによる組織破壊の過程をさし，死後の環境とも関連して進行し，最終的には白骨化して死体現象は停止する．

(2) 移植技術の歴史

このような一連の個体死の進行過程に対して，近年の医療技術は様々な形で延命や治癒を導き出すためのアプローチを行ってきた．特に人の身体組織の一部を活用して，個体が失った機能を取り戻そうとする企ては，紀元前6世紀頃に古代インドで行われた，鼻を切り落とされた人に対する造鼻術までさかのぼることが出来る．さらに，他者の身体組織の活用という意味では，血液をひとつの臓器とみなすなら17世紀半ば頃から医療処置として試みられた歴史がある．しかしながら，その後1900年にランドシュタイナーによるヒトの血液型発見を機会に治療技術として完成度を上げて社会的に定着するのには長い時間が必要であった．20世紀初頭には，血液と同様に他者（当初は動物）の臓器を活用するという発想から移植医療技術が試みられた．しかしながら，臓器移植医療はレシピエント（臓器の受け手側）に発生する拒絶反応を克服することができずに低迷を続けたが，1961年のカーンによる免疫抑制剤の発見によって大きく進歩することになった．この後に，死体腎移植から肝臓移植，さらには「脳死」状態に陥ったと判断されたドナーから心臓移植が行われるまでに至ったが，今度は「ひとの死を下敷きにした生」という倫理的な課題と，ドナー（臓器提供側）の死の判定については，従来通りの基準から「脳死」という新しい死の概念を導入するという医療技術上の大きな転換点を迎えた．

5 脳死の概要と課題

(1) 脳死状態とは

一般的に脳死状態は呼吸などを調節している部分を含め，脳全体の機能が停止し，元には戻らない状態と定義される．人工呼吸などの助けによって，しばらくは心臓を動かし続けることもできるが，やがては心臓も停止すると理解されている．すなわち，ひとの生命機能維持に欠くことのできない重要臓器である脳が，不可逆的機能喪失の状態にあると判定されることで，その個人は死んでいる状態であるとして，心臓などの生命維持に不可欠な臓器を摘出することが可能になる．また，脳死と移植との関係については，酸素不足に強い腎臓は心停止から摘出までの時間として60分程度の余裕があるために，心臓死直後の摘出（死体からの摘出）が可能であったことで，脳死判定を行う必要はなかった．しかしながら，酸素不足に弱い心臓，肝臓

などは血液循環が保たれている状況で臓器を摘出しないと移植に用いることが出来ない．このために，心停止を起こしていない状況で臓器を移植に向けて摘出するための準備を開始する必要性が生じた．脳死という判定基準はこのために作成されたと言える．

（2） 脳死状態の判定の課題

しかしながら，全脳の不可逆的停止という状況をどのように間違いなく判定するのかという技術論についての議論は，未だに決着がついていない面がある．すなわち，現時点でわが国において用いられる法的脳死判定の項目は，以下の6項目である．

① 深い昏睡
② 瞳孔の散大と固定
③ 脳幹反射の消失
④ 平坦な脳波
⑤ 自発呼吸の停止
⑥ 6時間以上経過した後の同じ一連の検査（2回目）

しかしながら，前述したように「個体死という概念が，全身の細胞が様々な速度で段階的かつ不可逆的に機能停止に向かっていくプロセスを便宜的に捉えたもの」とするならば，「脳死」という一見明快にみえる基準についても揺らぎが見えてくる．

最初の「脳死」判定の手順・基準はハーバード大学医学部によって，南アフリカで世界最初の心臓移植がおこなわれた次の年にまとめられた．これと同時に世界医師会総会は1968年の「シドニー宣言 死にかんする声明」で，死を細胞レベルで生じる経時的プロセスと認識したうえで，臨床医は死亡判定に際して，一つ一つの細胞の残存に対してではなく，「一人の人間としての運命 the fate of a person」に関心を向けるべきであり，このためには「どのような措置が講ぜられたとしても死のプロセスが不可逆的になるという確実性」を判定することが重要であるとした．次いで，1983年にはシドニー宣言ヴェニス修正が提出された．すなわち，1968年宣言には明確な脳死概念の提示はなかったが，ヴェニス修正において，「脳幹を含む全脳のすべての機能の不可逆的停止 the irreversible cessation of all functions of entire brain, including the brain stem」と，全脳機能死説を前面に打ち出した．しかしながら，「死のプロセスの不可逆的出発点」としては全脳ではなく脳幹を用いるべきという主張（脳幹死の概念）もあり，その根拠として臨床上脳死と判定されても脳底部の一部に血流は認められることや，視床下部・下垂体ホルモンが測定され，剖検脳の一部に正常細胞も認められることなどが報告されている．

しかしながら，脳死とは全脳細胞が壊死へと進む経過の一つのprocessであるが，すべての脳細胞の壊死を意味するものではない．すなわち，この過程の一段階で一部の脳細胞が生存していても不可逆的停止と判定することを直ちに否定することにはならず，後戻りできない判定点（point of no return）は臨床的な有用性を持ち続けると言える．このような概念は，形態と

しての死（器質死）よりも機能としての死（機能死）を重視する立場であるといえるだろう．

(3) 遷延的脳死について

ただし，近年の脳死を巡る臨床では，特に小児において「遷延的脳死症例」が報告されており，脳死判定の基準に対する問題点の論拠とされる．すなわち，シューモン（1998）によれば，1966〜1997年の期間に報告された脳死症例約13000件のうち，1週間以上生存した患者が175例（約1.3%）あるとして，4か月から2年以上の生存例を報告したことから，慢性的脳死（Chronic brain death）という概念が注目されることとなった．また，一般に脳死状態とは区別されている植物状態患者の意識回復の可能性という面で，塩崎（2005）は，重症頭部外傷受傷から1か月後に植物状態を呈していた35例のうち21例（60%）で意識を回復し，意識回復までに要した期間は平均5.0 ± 5.2か月であったと報告している．これらの報告から，このような報告例における脳死判定基準や植物状態という診断が，直ちに誤っているという結論を導き出すことはできないが，「脳死判定」に含まれる問題としては，現行の基準が仮に正しいとして基準通りに脳死判定が行われない危険性や，より厳密な脳死判定を行うことが臓器の保護にはデメリットとなる可能性などから，ドナー（臓器提供側）に対して治療を軽視する風潮の出現に対する危惧が指摘されている．さらには，基準自体が持つ曖昧さが基準通りに脳死判定を行っても，脳死ではない患者を脳死としてしまう危険性につながるという面も指摘されていることから，さらに慎重で妥当性の高い議論を重ねていくことが求められている．

第2節 「生」と「死」に関する概念的整理

1 生活体験の複合事象という基礎的理解

(1) 「死」は複数の当事者によって構成される

前節では，生命現象と個体死について生物科学的な面からの知識を整理し，現代の「死」の概念について概要を述べたが，この節では「生」と「死」を個人あるいは社会がどのように受け止めるのかという面について，基本的な概念を整理して把握することを目標とする．

すなわち，「死までのプロセス」や「生命を産み育てる」という時間経過を伴い，周囲の人々との関係の中で進行する事象は，複数の当事者からのそれぞれの理解や向き合い方がある難しい問題であり，現実の生活で起きるそれぞれの人にとっての生活体験の複合する事象として理解することが基本となる．すなわち，各個人が現実的な対応を行うためには，何故その現象が起きるのかという生体事象のメカニズム面からの理解だけでなく，その事象が誰にとってどのような意味を持つのかを考えて，その意味をもとにどのように対応するべきであるのかと

いう課題解決の面からの理解が求められることになる．このような認識を基盤として，「臨床死生学の有用性」というキーワードを示して，学問体系の一部を紹介する．

(2) 問題解決の方法としての「生活知」と「説明知」

　医療や医学という知識と技術は，様々な傷病や生活上の課題に対応してより良い生活を安定して得るために，常により優れた効果を求めて人間の歴史とともに発達してきた．その多くの起源は，呪術や祈り，様々な生活の知恵と工夫などであるが，それらを有効活用するための共有や伝承という行為は生活集団の規模が大きくない場合は，体験の共有や口伝えなどの対面的手段で行われることが通常である．このような知識は「生活知」と呼ばれるが，自分自身を維持し，社会関係を保ち，さまざまな道具を使いこなすなどの作業を円滑に行うために使われている知識を総称する．その特徴は，科学的な体系化も厳密な意味での仮説検証がされていない，あるいは機器の構造や原理について詳細な知識がなくとも使いこなすことが出来れば可とすることであり，現代社会において我々が生活上の知恵として頻用する知識の使い方である（長谷川 2009）．

　これに対して，「説明知」は，なぜそうなるのか，なぜそのようなことが起こるのかについて説明するために使われる知識である．このために，「説明知」は，一般性，体系性といった要素を備えていることが求められる．現代社会では，このような知識の体系は有用性が高く，社会を発展させるために必要不可欠な「あるべき姿（ノルム）」を追求するための根拠を提供するとされる．このようにして始まった知の体系は，旧く古代ギリシアにおける物理学，医学，哲学などの諸学問のルーツにさかのぼることが出来るが，現代社会ではこの「説明知」を様々な場面で要求することが多い．しかしながら，ここで注意すべきは，説明のためのルールは学問体系や社会によって異なるだけでなく，説明をされたこととその説明手法があらゆる視点から見て「正しい」とは言えない場合があるということである．この例としては，人は死んだらどこに行くのかという疑問について，多くの宗教はそれぞれの説明の仕方を持っているということや，現代科学では一般的に共有されているダーウィンの「進化論」は，この世界は神が創造したとする「創造論」の信者にとって受け入れられないとされているような状況が挙げられる．すなわち，「説明知」にはその前提や体系によって，異なる場合があり，その場合にはそれらを統合するための新しい「説明知」を創出することを含めて，つねにより優れた説明機能を果たすことが求められており，重視されるのは「信頼性・再現性」である．このように，説明知は体系化して一般性をもたせることはできるという面で優れているが，日常生活にとって実用性が高いとは限らないことも理解しておくべきである．これに対して，先述した「生活知」は「有用性・利便性」が重視されることが多い．このように，ひとびとは問題解決に向かって，この両方の「知」をシチュエーションによって使い分けるということを理解すべきである．

　以上をまとめると，「生」と「死」の事象は，その事象に伴って発生する問題を解決するた

めに，複数の当事者が其々の視点から検討する面では複合的な事象であるとする捉え方と，正解がなくとも問題解決を図るという生活知の面を主にしつつも，説明知を組み合わせていくという捉え方を行うことが大切にされるべきである．

2　ナラティブ・アプローチと統計的エビデンスに基づいた考え方の対比

(1)　アプローチと捉え方

　まず，第一に理解しておくべきことは，生命や身体，病，死という事象を取り扱って具体的な成果を個人や社会に還元するという目的から積み上げられた「医学」という知識・技術の学問体系には「生物科学的医学」という側面と「人間科学的医学」という二つの側面があるということである．「生物科学的医学」は，人間を「要素」に分割して捉えるという軸があり，「人間科学的医学」は，人間を「全体」として理解するという「軸」が存在する．（斉藤・岸本2003）また，このような考え方と類似しているのは，人間をその構造から理解しようとする「軸」と，その果たしている機能に着目して理解しようとする「軸」もある．このような「軸」という捉え方は「アプローチ」という言葉に言い換えることが出来るが，その意味は事象を理解することや本質に迫ろうとすること，事象に働きかけて目的を達成しようとすることである．本節の冒頭部分では，捉え方という表現をしたが，以後「アプローチ」という表現に捉え方を含むこととする．

(2)　生物科学的アプローチと人文・社会学的アプローチ

　本項では，生命体としての人間に対して生物科学的にアプローチする方法と，他に代用することが出来ない一個人としての存在として人文・社会学的にアプローチする方法の二つを対比して取り上げ，「生」と「死」の捉え方について考えてみよう．

　医療・医学について，ひとの病気を治し癒すことや，より長く健康な生活を維持させるという具体的な目標を持つ実利的な学問であるとした場合は，その対象を「客観的で明確な事象」と「主観的／相互交流的であいまいな事象」の二通りに大別することが基盤となる．すなわち，古代ギリシア時代のヒポクラテス医学から20世紀初頭の近代医学確立に至るまでに，常に求められたものは「出来ること」と「出来ないこと」の弁別であった．このために，医学・医療という知識・技術体系の有用性や再現性という要素が重視される面があったが，近代医学が信頼される条件としてより明確で確かな内容を備えるという性格を育んで来た．このためには，未知の疾病や治療の手が及ばない傷病に対しては，つねに出来ることを増やすことと，その効用を説明できること（説明知）が求められてきた．特に20世紀に入ってからは，近代医学の技術体系に，実験実証法的手法と統計的手法が組み込まれるようになったことで，説明知の要素が重視されるようになってきた．以上を整理すると，近代医学においては客観的で明確な事

象に対しては，論理実証主義に基づく定量的・統計学的・仮説検証的アプローチが用いられることが基盤とされ，主観的／相互交流的であいまいな事象に対しては，定性的・相互交流的・仮説生成的アプローチが用いられることが多い．これらは，医学の領域では，前者のアプローチをエビデンス・ベースド・メディシン（EBM）と呼びならわし，後者のアプローチをナラティブ・ベースド・メディシン（NBM）と呼ばれる場合がある．エビデンス・ベースド・メディシンとは，一般的に，統計的証拠に基づく医療を指しており，広義の意味で科学的な実証手法には実験を含める場合が多いという説明知を重視した医療である．これに対して，ナラティブ・ベースド・メディシン（NBM）は，個人の物語・生活に沿う医療として，患者さんや家族など関わりをもつ其々の人における個別的な物語を把握して，其々が主体としてどのような流れを織りなしていくかという点を主眼にしている意味では，生活知を重視した医療である．

3 近代医学における「正常からの逸脱」の概念と「死」とのギャップ

(1) 近代医学の基盤となる生命観と疾病観

　近代医学の基盤は，19世紀になって近代科学的生命観が確立されたことにある．その内容は「生命は種ごとに神によって創造されたとする考えから，命は一つのまとまった対象を示しており，そこには隠れた法則が存在していて，それは科学的に解明可能である」という概念が基盤となった．このような生命観の成立には，啓蒙主義による「自己概念」や理性による思考の普遍性と不変性の重視という思想的要素，さらには，自然科学的手法の確立とそれに伴う宗教と科学の分離という技術的要素，公教育を受ける機会提供や投票権の公平（一票の平等性）の追求という社会的要素などが絡み合って発達してきた．特に，「国家は，その国家を作り上げている一人一人の人間の同意があってはじめて，法を定めたり秩序を維持したりする権限を与えられる．」「国家は自ら考え判断する合理的な心をもった一人一人の人間から成り立っているのであり，市民一人一人の心に帰すことの出来ないような権威はあり得ない．」という近代国家の根幹となる啓蒙思想は，生命を分析可能な最小限度まで細分化して考える要素主義の考え方と共有の根幹を有しているように思われる（トマス・ホッブズ 1651）．

　これは，さらに表2-1のような近代医学モデルの概念につながることとなる．H. コーエンによれば，疾病とは「正常からの逸脱」を指し，疾病の内容は症状と徴候として表れるものであるとしている．このようなモデルを打ち立てて疾病にアプローチを行うことは，疾病の全体像を捉えやすくなるだけでなく，合理的な治療を行うために必要な方法であることは理解できるという意味で，現代医学でも頻用される重要な概念である．しかしながら，このような近代医学モデルは，近代以前には医学の対象とされていなかった生活上の様々な事象を，疾病として治療の対象とするプロセスを進めてきた．これは，次項でも述べるように，歴史的には産婆が地域の生活共同体の中で，生活行為として執り行ってきた出産が，近代医学技術の発達とと

表2-1 近代医学モデルにおける「疾病」

近代医学モデルにおける「疾病」（H. コーエン）
1. 疾病とは「正常からの逸脱」を指し，それは症状と徴候として表れる． 2. 症状と徴候は一般的に恒常的パターンを示す．これが症状群である． 3. 症状群は，つねに次の疾病の三要素の一つ以上を表している． 　　1. 病気の部位 　　2. 機能障害 　　3. 原因を示すものとして 　　　　1. 解剖的・生理的・心理的な病的所見 　　　　2. 病因

出典：進藤雄三・黒田浩一編『医療社会学を学ぶ人のために』世界思想社，1999．

もに，病院内で医師によって行われる出産に変化して来たことなどから，医学の在り方が社会の変化や個人の生命観や疾病観と連動する多様なニーズの推移と密接に関連して，時代とともに変化して来たことが理解できる．

（2） 近代医学の将来像としての「死の商業化」

このように近代医学は，技術の発達による対象範囲を広げて多くの成果を挙げてきたと言えるが，その反面として，特に20世紀の後半に始まった資本主義化の流れが加わることによって，新たな方向に向かう可能性が指摘されるようになってきた．それは，薬剤の製造業が，特に西欧では巨大なグローバル企業を生み出す状況になってきたことを例にとると分かりやすいが，医学の発達はその一部に商業的価値を行動の根本原理として含む部分が明確になりつつあるということである．まだ，医学の基盤が資本主義的行動原理に置換されてしまっているとは言い難いものの，生命操作技術の進歩に伴って精子銀行が営業し，ヒトゲノムの解析が特許として申請されている状況は，すでに，医学の領域の一部が国家の支援と国家の統制を受けるだけでなく，産業界によって巨大な利益の源泉とみなされ，その追求が膨大な資本を投下される対象となり，結果として国家経済を推進する大きな力となるという転換点が形成されつつあると言えるだろう．一般的に科学的技術の産業化の手法は，自然の物質生産の速度を飛躍的に向上させ，本来ならば少量しかない物質を大量に生産することや，人工的な環境や物質配置のもとで自然界ではまず起こりえないような反応を導くという目標を達成することが，開発者に経済的利得をもたらすという構造を有しているが，同様の仕組みが医学や生命科学技術において，導入されることには大きな懸念が存在する．

このような社会の流れを俯瞰して捉えると，医学が成長していくプロセスにおいて対象とする事象を順次拡大してきたことが指摘されているが，その動きの背後には「健康状態」を正常とする軸を設定して，「正常からの逸脱」を「正常ではない＝異常＝疾病」として医学の対象としてきた状況が浮かび上がる．このような対象範囲の拡大は，高齢者における「老衰の結果としての死」のように本来は疾病ではない事象をも，他の傷病に付随する「途中の死」と同じ医学的治療という視点で処理することが，治療の結果としての治癒が望めない状況で，いつま

で誰のために治療を継続するのかという本質的な問題を提起する場合があることに気が付くべきであろう．

　以上を整理すると，死が医療の対象として取り込まれてしまった現代で，ひとが死を迎える現場では，様々な価値観がそれぞれの人によって多様に表現されることが普通であるにも関わらず，商業的・経済的な価値観によって置き換えられる状況（死の商業化）が出現することで，世代を超えたひととひととのつながりに大きな影響を与えてしまう可能性があるということである．すなわち，臨床死生学の有用性は，このような死の商業化の進行を抑制して，死が顔の見える個人の生活の一部として受け止められる仕組みを繋いでいくことにあると言えるだろう．

(3)　「死」の受け止めは生活上の課題という視点と臨床死生学の役割

　次に，理解すべきは，前項の脳死概念でも述べたように，「死」が生物学的な現象の側面ではなく，さらにその現象を死んでしまった当事者ではなく，残された人や社会がどのように受け止めるのかという生活上の課題や社会の手続きとして捉える必要があるということである．すなわち，生物学的には細胞や身体の消滅という事象であるが，それを残された人における「長く続く不在」という受け止めや理解に至り，次いで別世界に身を移して帰ってこないという「不帰の存在」の了解に至るまでが生活上の課題であり，そのことが社会的な死の手続きを進めるうえで軸となる概念である．このような生活上の課題に対する取り組み方は，個人によって大きな差があるだけでなく，複数の当事者が関与する生活上の課題について，一人の視点から正しいとか間違っているという物差しを当てることができたとしても，他の当事者の視点からは別の受け止めがされる場合もあるので，複合的な視点を含んだ検討の手法が必要になる．このためによく用いられるのは，「個人の死」をそこに関与する複数の当事者が各々の立場から共有する多面的な現実としてとらえることを基盤とする考え方である．そのような多面的な「死の受け止め方」は，その地域や世代間で共有されることで，死に関する生活の知恵や作法などで世代を経て受け継がれることになり「死を巡る文化」を構築することになる．

　さらに，「死」や「生」の課題を通して人間の在り方などに深く向き合い，ひとが幸せになるための方法について回答を得ようとする目的は，歴史的には哲学や神学などに限らず科学を含めた多くの学問の中にも見ることが出来るという意味では，広い意味で学問の共通基盤という言い方が出来る．それでは，他の諸学問が採用する方法と臨床死生学で行う方法には違いがあるのであろうか？

　この点については，現時点で臨床死生学に関わる多くの研究者間で共有されるような共通概念が出来上がっているとは言い難い．そこで，本テキストの作成作業を通して執筆者間で共有された概念をもとに，私の個人的な解釈を述べると，臨床死生学は「死」や「生」に関する出来事について，その当事者としての個人とそれを生活体験として共有する家族，さらにそのプロセスを支援する職業者の3者が構成する臨床現場において，各々が果たす役割や取り組みの方法などについて「倫理学」や「哲学」とは異なった学問的立場から回答を示す必要があると

いう認識は共有されている．さらに，臨床死生学に特有なフィールドとしては，死や生の際で生きる個人や死を迎えるプロセスが進行する臨床現場が挙げられるが，この臨床現場では死を迎える個人の生活が最後まで快適に送ることができること，残された人が生活体験としてそのまま了解し受け止めることと，さらにその生活体験を生活の知恵という形で伝承することも含まれる．また，これらの臨床現場における「生」と「死」の体験に対して職業者としての関与の在り方や，職業者自身が抱える「死に向き合う姿勢」や「考え方の揺らぎ」をどのように考えるのかという視点は，臨床死生学の重要な要素として欠くことが出来ない．

以上をまとめると，臨床死生学の役割は，これらの3者の作業が円滑に連携して，それぞれが了解し納得できるような生活体験として共有できる臨床現場を構成することが求められる．さらに，これらの生活体験がそれぞれの立場から継承されることで，ひとの在り方や「死」をどのように解釈し了解していくのかという作業について3者のそれぞれが相互に支援しあうことで，死の迎え方についての考えを共有し体系化する臨床現場が構成される．

すなわち，「臨床死生学の有用性」は，この臨床現場においてより良質な生活体験の共有と継承が出来るような環境の整備を行うための知識や技術を蓄積して，体系化し，提示することにあると言えよう．

（4） 死の臨床現場の推移と「死」と「生」の医療化

現代の「死」を迎える場所は，一般的にそのほとんどが医療施設であることから，「死」は個人や家庭生活の中で起きる体験ではなく，医療施設など起きる特殊な出来事としての受け止め方が一般化していると言える．このために「死」が生活体験の延長線上にあるという感覚は少なく，「死」の実感や重みが薄れていると言われることが多い．しかしながらこのような「死」を迎えるプロセスや「出産」が病院医療に組み込まれて定着したのは，20世紀に入ってからの出来事であり，それまでは自宅での「死」や「出産」が常識であった．

図2-1は，わが国での死亡が自宅から医療機関に大きく推移している状況を示しており，昭和25年（1950年）では自宅での死亡が約80%を占めていたのが，徐々に医療機関での死亡の割合が増加して，昭和51年（1976年）を境に逆転して平成14年（2002年）には医療機関での死亡が約80%となった様子が理解できる．

同様に，図2-2では，出産の場所も昭和30年代を境に自宅から施設に移行した状況が示されている．このような状況の変化を来した理由としては，病院施設における助産機能の整備や集約化という施設側の要因だけでなく，より安全な出産を求める母親や家族の希望といった個人レベルでの要因や，小家族化による出産を支える家族機能および地域コミュニティの役割の衰退といった社会的要因などが影響していると考えられる．

このように，近代医療の発達と社会での役割の定着という事情によって，「死」や「出産」は医療の専門用語や概念で説明されるようになった．このように，本来は医療の内容に組み込まれていなかった事象が医療の枠組みで語られ処理されるプロセスを，医療社会学の視点では

第 1 部　臨床死生学とは？

図 2-1　医療機関における死亡割合の年次推移

・医療機関において死亡する者の割合は年々増加しており，昭和 51 年に自宅で死亡する者の割合を上回り，更に近年では 8 割を超える水準となっている．

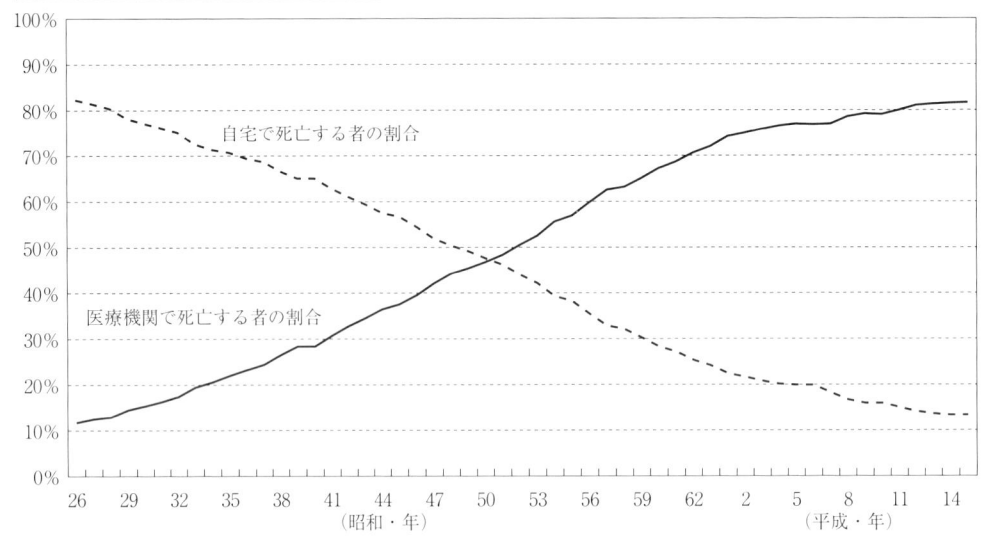

資料：「人口動態統計」(厚生労働省大臣官房統計情報部)
出典：厚生労働省 HP より転載 (http://www.mhlw.go.jp/bunya/shakaihosho/iryouseido01/pdf/tdfk01-02.pdf)

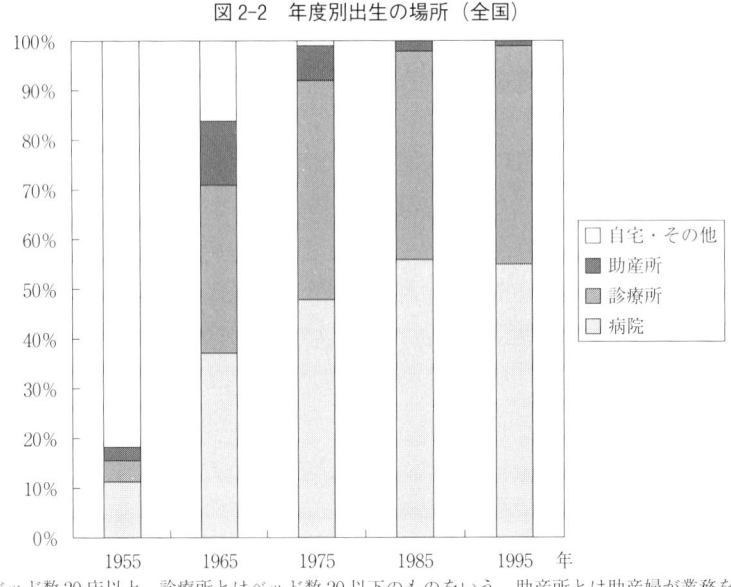

図 2-2　年度別出生の場所（全国）

注：病院とはベッド数 20 床以上，診療所とはベッド数 20 以下のものをいう．助産所とは助産婦が業務をなすものをいう（医療法　第 2 条）．具体的には開業助産婦による分娩・産褥施設をいう．
　　白井千晶「自宅出産から施設出産への趨勢的変化――戦後日本の場合」『社会学年誌』40 号（1999 年 3 月）早稲田社会学会，pp. 125～139 より転載．
出典：厚生省児童家庭局母子保健課監修・財団法人母子衛生研究会編集『母子保健の主なる統計』平成 9 年度版，p. 45．

図2-3 死の概念

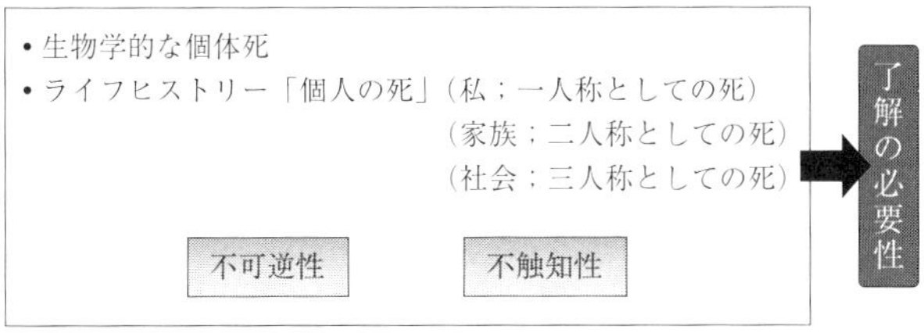

- 生物学的な個体死
- ライフヒストリー「個人の死」（私：一人称としての死）
　　　　　　　　　　　　（家族：二人称としての死）
　　　　　　　　　　　　（社会：三人称としての死）

不可逆性　　不触知性

→ 了解の必要性

「医療化」（medicalization）と呼ぶ．すなわち，出産や死を迎えるという事象は，近代医療の内容として「医療化」されるまでは，まさに自宅で行われる日常生活の営みの延長線上にある特別な生活体験として位置づけられていたと言えるだろう．

今後も，このような状況が継続するのかという点については高齢者に対する医療費の高騰の視点から，在宅や老人施設における「死」の看取りに誘導する方向性が国の施策として実施され始めている状況がみられる．

このような社会の流れが死を迎える個人の生活や，残される人やそれを支える職業者などが持つ生活体験の伝承といった面に与える影響を今後は臨床死生学の役割として，注視していく必要があるだろう．

(5)　「死の了解」と主体性

感染症やがんなど死をもたらす多くの疾病や外傷などは，一様に「死」がもたらされたという被害的な感覚で理解されることが多い．このために「死」は意外で理不尽な「生」の中断として意味づけされ，その了解や受け止めは一般的に難しいと考えられる．しかしながら人生の最終末として訪れる高齢者における「死」は，その人生を送るプロセスを周囲の人と共有できる準備期間があることで，「死」の持つ理不尽な生の中断という性格は薄くなり，本人や残されるひとの了解を得ることが出来る可能性が高まると考えられる．

このために，疾病や外傷による「死」についても，臨床現場で十分な説明と医療従事者によって治療やケアが十分尽くされた結果であれば，本人や家族の了解を得ることが出来る可能性が高まる．すなわち，その原因がどのようなものであれ，「生」が終わること自体を満足して迎えることは難しいとしても，そのプロセスにおいて本人や家族が主体的に行動できることや，その中で可能な限りの「了解」があることが重要な要素であると言えるだろう．

以上の概念をもとに，「生」と「死」の了解について概念を整理してみよう．まず，個体死については，それを当事者として了解する立場「私にとっての死」と，大切なパートナーにおける死を了解する立場「貴方にとっての死」，他者・社会としての死を了解する立場「社会にとっての死」という3通りの死を巡る受け取り方や認め方がある．すなわち，個体の死は生物学的に理解することができたとしても，生命現象の終了（不可逆的機能停止）を一連の経過のどこでどのように了解するのかという手続きの面において，元に戻すことが出来ない「不可逆

性」や実態として「死」を触知することが出来ない「不触知性」をもとに理解して，いずれかの時点で「死」を了解することで，社会的な「死」を受け止めるプロセスが進行すると言えるだろう．

　また，一人称としての「生」を体感することが出来ても，「死」を現実の体験として経験することは不可能であり，あくまでも生きている立場からの「死」について，その可能性がどれくらいあるのかという点や，自分の「死」がどのような訪れ方をするのかという面では，予備的・仮想的な認識にとどまっていると言えよう．しかしながら，「死」の体験をしたことがない人間にとって「死」を一人称的に認識し了解することの意味が少ないと言うことはできない．何故ならば，個人の「生」の究極の結末としての「死」は個人の存在にとっての最終決算であり，ひとがどのようなゴールを目指して生きていくかという「その人の人生の在り方」は，生きている間の根源的な問題であるだけでなく，その人の生活を支えて共有している周囲の人にとっても大きな課題であることから，一人称としての「死」の受け止めや認識の在り方は，個人の主体性の表出として考えることが求められる．

【サイドメモ】

スピリチュアリティとは

　スピリチュアリティ（英：spirituality）は，霊性などという難解な単語で表現されると，気後れしてしまうかもしれないが，臨床死生学では個人の視点から表現する場合と，社会の視点から表現する場合でやや異なった内容を表す．まず，個人のスピリチュアリティとは，個人を丸ごとそのまま受け取るために，そのひとに特徴的な性格や言動・姿勢などをひっくるめて「そのひとらしさ」の本質を指すための表現であると考えてよい．また，社会の視点からは，個人の集合体としての集団が有する「その集団らしい本質」を表現する場合と，様々な個人や集団の本質を探るための思想や方法論を含めた社会的な普遍性や共通性を追求していく概念を指す場合に分かれる．いずれにしても，スピリチュアリティという言葉を単に精神性や宗教性といった単語で置き換えてしまうと，それこそ本質を見誤ってしまうと考えてもらいたい．

参考・引用文献

Shewmon.D.A（1998）Chronic "brain death" Meta-analysis and conceptual consequences, *Neurology*. 51, 1538-1545.

塩崎忠彦（2005）「重症頭部外傷受傷後に植物状態を呈している患者は，いつ目を覚ますのか？」『日本救急医学会雑誌』16（8），448．
中沢省三・石郷岡聡（日本医科大学脳神経外科）・横田　裕行（同救急医学科）（1992）「重症脳障害における頭蓋内圧と脳循環動態」『神経研究の進歩』36（2），271-281．
ピーター・コットランド，ジョゼフ・F・シュタイナー著，進藤雄三，近藤正英，杉田聡翻訳（2003）『逸脱と医療化――悪から病いへ』ミネルヴァ書房．
斉藤清二・岸本寛史（2003）『ナラティブ・ベイスド・メディスンの実践』金剛出版．
斎藤清二（2010）「医療学教育におけるコミュニケーションとナラティブ――現状と展望」富山大学保

健管理センター.（healthcommunication.jp/pdf/dr.saitou_P29-33.pdf）
廣野喜幸・市野川容孝・林真理編（2002）『生命科学の近現代史』勁草書房.
ケネス・J・ガーゲン（2004）『あなたへの社会構成主義』ナカニシヤ出版.
長谷川眞理子（2009）「生命科学と社会」生命科学と社会.
　　（sas.soken.ac.jp/ja/wp-content/.../lifescienceandsociety2009/hasegawa.pdf）

第3章 臨床死生学の問いと方法

　臨床死生学においては，研究を行う人間が自らの生き死にについての体験や思索と切り離さない形で学問的な問いを考え，深めていくことが重要である．本章では，こうした個人的な問いを，他者にとっても了解可能な問いに結びつけるための方法について述べる．

【学習の要点】

　臨床死生学の問いは，死の問題を「ひとごと」ではなく「わがこと」として捉えることから生まれる．
　問いを深めるためには，似たようなテーマに取り組んできた先人の考えに触れ，書かれたものとの対話を繰り返すプロセスが欠かせない．
　臨床死生学には，「歴史研究と異文化比較」「概念的研究」「量的研究」「質的研究」という4つの研究手法があり，これらは組み合わせて使用することが可能である．

キーワード▶研究の実存性，先行研究レビュー，臨床死生学の4つのアプローチ

第1節　はじめに

　本章では，主にこれから臨床死生学の研究に取り組もうと考えている初学者を念頭において，問いの立て方・深め方と具体的な研究手法の概略を述べる．本章で扱うテーマは多岐にわたるため，そのすべてについて詳述することはできないが，必要に応じてさらに専門的な文献を読み進めることができるよう，参考文献を丁寧に挙げた．実際の研究に取り組む際には，本章の内容を「地図」として活用し，それぞれ足りない部分を各自で補ってほしい．

　具体的には，以下の順番で議論を進めていく．まず次節では，臨床死生学における「問いの発見」について，特に臨床死生学の実存的な性格という点から述べる．次に，「問いを深めるプロセス」について取り上げ，具体的には先行研究レビューの重要性とその実際について概説する．最後に，臨床死生学の研究方法を4つに分け，それぞれについて実際の研究例を挙げてその特徴を説明する．

　なお，以下の記述は便宜上時間軸に沿って記述されているが，実際の研究ではこうした順番通りに作業が進むとは限らない．たとえば，先行研究を調べているうちに別の問いを発見したり，研究手法を決める段階で新たに先行研究レビューの必要性が生じたりすることはしばしばある．それゆえ，これから研究を行う際には，そのような逆転が実際には生じる点に留意して，以下の記述を読み進めてほしい．

第2節　問いの発見

1　「私」からの出発

　第1章で述べたように，臨床死生学の特徴の一つに「実存的」な点がある．これはつまり，研究を行う人間が自らの生き死についての体験や思索と切り離さない形で学問的な問いを考え，深めていく姿勢を指す．つまり「ひとごと」ではなく「わがこと」として死の問題を捉える視点である．実際，臨床死生学分野の専門的な研究書においても，研究者自身の死に関わる原体験が語られることがしばしばある（近藤, 2010；川島, 2011 など）．なかでも，自分にとって大切な人の死に直面した経験は，この分野に関心を持つ直接の契機となることが多い．

　たとえば，心理学者の石川弘義（1990）は，自身の死生学研究の出発点が，妻の死にあったと述べている．彼は1983年にニューヨークでの在外研究中に突然妻を脳内出血で亡くし，それ以降，死生学の研究にのめりこんでいった．その過程で，石川はアメリカで最初にデス・エデュケーションの講座を開いたフルトン（Fulton, R.）に会いに行くのだが，そこで彼もまた妻を亡くしていることを知る．石川はその当時のことを振り返って，以下のように述べている．

> （フルトン）教授も数年前に……奥様を亡くしたとのことだったので，私が妻を失ったことがこの研究を始める契機となった，という話をすると深い共感を示してくれた．そうして居間の隅に靴下や下着が転がっているのを目にすると，先生も私と同じやもめ生活を送っているのだということがまざまざと伝わってくるのだった．……そのときの（私の研究への）熱中ぶりは今から考えてもいささか異常なくらいのものであった．そうしてこの仕事への打ち込みが悲嘆の「消化」に役立ったことはきわめて明らかな事実であった（石川, 1990, 211-212）．

　すなわち，石川にとっての死生学研究は，妻との死別という個人的な経験を出発点として始まっただけではなく，その悲しみを癒す一つの過程でもあった．このように，臨床死生学の分野では，研究の出発点が個人的な経験にあることは必ずしも珍しいことではない．さらにいえば，石川自身がそうであったように，研究そのものが悲しみから立ち直る過程と重なることさえある．

　だとすれば，まずはこれまで自分自身が経験した死や死別についての印象的な出来事について思い巡らしてみることは，じつは臨床死生学的な問いの発見のための第一歩となる．

2　他者の経験に学ぶ

　ただし，臨床死生学の問題を「自分の問題」として考えるようになるきっかけは，自分の体験を掘り下げることだけに限られるわけではない．もしそうだとすれば，死についての印象的な体験をしなければ臨床死生学の研究を行えないということになってしまう．そこで重要になってくるのが，自分の体験だけではなく，死や死別に直面している人やそうした人々のケアに従事している人々の体験に学ぶことである．すでに第2章で述べたように，死に臨む体験は，当事者以外にも家族やケアの専門職のあいだでも蓄積され，継承されているからだ．

　実際，本書の第2部は，これまで長らく様々な死の現場に関わってきたケア従事者の体験を中心に書かれており，読者はそれを一つの導きとして死の問題を「自分の問題」として捉えなおすことができる．また，日本では「闘病記」という形で患者・家族が自らの病気や死についての考えを綴った読み物がたくさん出ている（闘病記専門古書店パラメディカ・闘病記サイトライフパレット編，2010 など）．これらの中からいくつかを選び，目を通してみることで当事者の経験の一端に触れることができる．さらにはもっと直接的に，あなたの友人や家族の中にも，死について貴重な体験をした人がいて，たまたまその体験にじっくり耳を傾ける機会に恵まれる場合もあるかもしれない．いずれにしても，臨床死生学的な問いを発見する際に，他者の体験に学ぶことは，自分の体験を振り返ることと同様に重要な役割を果たすことになる．

　以上ここまで，臨床死生学には実存的な面があり，それはしばしば研究する人間自身や他者の死に関する体験や思索が問いの発見につながりうることを示した．いずれにしても重要なのは，死の問題を「ひとごと」ではなく「わがこと」として考える視点の獲得にある．ただしその一方で，以上のような「実存的」な側面は，同時に「自分にだけわかれば良い」といった形で，問いを閉じた問題へと追いやってしまう可能性もある．また，自分の問題として考えようとすればするほど，研究対象と距離を取ることが難しく，他の人が問題意識を共有しにくくなる場合もあるかもしれない．この点で，臨床死生学においては，個人的な経験や思索を出発点としながらも，それをどのように広がりのある問いに結び付けていくかが鍵となる．そこで次節では，「私」の立てた問いを広げ，深めていく過程について述べておきたい．

第3節　問いを深める

1　先行研究との対話

　問いを深めていく過程において，自分より先に類似の問題と取り組んだ人々の思考や知見に学ぶことはその最初のステップにあたる．これは研究全体のプロセスの中では「先行研究の検

討やレビュー」と呼ばれている．すなわち，これまで似たようなテーマに取り組んできた先人の考えに触れ，書かれたものとの対話を繰り返すことで，自分の問題意識を深化させる作業である．心理学者の能智正博（2011）は，この過程を「〈私〉の問い」を「〈私たち〉の問い」へ育てることと呼び，そこでは先行研究レビューが重要な役割を果たすと指摘している

> 先行研究をレビューすることはまた，自分の素朴な問いの位置を見定めたり，（〈私〉の問いを）〈私たち〉の問いに発展させたりするのに役立てられるでしょう．研究とは結局のところ，他者に手渡さなければならないバトンのようなものです．バトンを渡すべき相手のいる現場や研究者コミュニティで何が考えられているのかを知っておくことで，自分の問いやその答えをより一層わかりやすい形に変えていくことができるかもしれません．この作業は研究プロセスの全体を通して行うべきですが，事前のレビューは作業の第一歩となるでしょう（能智, 2011, 87）．

ここで能智が，研究を「他者に手渡さなければいけないバトンのようなもの」と呼んでいる点に注目したい．学問としての臨床死生学に取り組む場合，確かに「私の経験」に基づく「私の問題」は重要な出発点をなしている．しかしながら，それがいつまでも「私だけの問題」にとどまり続ける限りにおいて，その問いや知見が他者にとってどのような意味を持つのかは明らかではない．だとすれば，まずはこれまで議論されてきたこととの接点の中で「私の問題」の位置を知っておく必要がある．

2　文献の森に向かう

では具体的に先行研究を調べようと思った場合に，どうすれば良いだろうか．まずは大きな図書館に行って，関係がありそうな本や雑誌を実際に手に取ってみることを勧めたい．「死生学」という言葉を手掛かりに調べていけば，死生学の教科書や研究書がいくつか出てくる．そこで以下ではひとまず日本語のものに絞り，最低限必要と思われる具体的な情報を記しておくことにしたい（なお英語圏の文献については，膨大なものになるためここでは触れないが，少なくとも死生学の3大雑誌である『Omega』『Death Studies』『Mortality』には目を通しておきたい）．

まずあたってみると良いのは，叢書や教科書，事典の類である．叢書については，少し以前のものだと，技術出版の『死生学・Thanatology』全3巻（1988〜1990年）やメヂカルフレンド社の『叢書・死の準備教育』全3巻（2000年）があり，最近のものとしては東京大学出版会の『死生学』全5巻（2008年）がある．特に『死生学』第1巻の第1章，第4章，第5章は，国内外の死生学やデス・エデュケーションの歴史や展開がコンパクトに整理されており，有用である（島薗・竹内編, 2008）．このほかにも，聖学院大学出版会の『臨床死生学研究叢書』が現在5巻まで出ており，グリーフケアを中心とした論考が収められている．ただし，国内の叢

書の中には，学術的な意義を認めにくいエッセイ的なものや，臨床の問いとはかけ離れたような思弁的なものも含まれており，すべてが臨床死生学の研究にとって参考になるとは言い難い．この点で，より臨床に即した学術的な論文を見てみたい場合には，原文を適宜参照しつつ，アメリカの死生学分野の論文集の翻訳『人生の終焉』にあたってみても良いだろう（de Vries ed., 1999=2005）．

次に，本書以外の教科書としては，『どう生き どう死ぬか』（岡部・竹之内編，2009）や『ケア従事者のための死生学』（清水・島薗編，2010）があり，いくつかの大学の講義でも使用されている．ただし，いずれも必ずしも先行研究を網羅的に整理したものではないため，臨床死生学の全体像を見通すにはあまり向いていない．むしろその点では，先に挙げた石川（1990）の『死の社会心理』が良い手引きとなる．また死別とグリーフケアについては，坂口幸弘（2010）の『悲嘆学入門──死別の悲しみを学ぶ』が先行研究を網羅的に整理している．これら入門書と合わせて，日本評論社の『臨床死生学事典』（2000 年）や東洋書林の『死を考える事典』（2007 年）を利用すれば，基本的な概念や言葉についての理解が進むだろう．

叢書や教科書に加えて，より踏み込んだ内容の研究について知りたければ，雑誌論文を読む必要がある．臨床死生学分野の学会誌としては，日本臨床死生学会の『臨床死生学会誌』（1996 年〜）や日本死の臨床研究会の『死の臨床』（1978 年〜）がある．これらについては一度図書館で実物を手に取ってみたほうが良いだろう．また学会誌とは別に，各研究拠点が公刊している雑誌としては，東京大学の『死生学研究』（2003 年〜 2012 年）及び『死生学・応用倫理研究』（2013 年〜）や東洋英和大学の『死生学年報』（2005 年〜）がある．特に前者に関しては，「東京大学学術機関リポジトリ」から論文を閲覧することができ，便利である（http://repository.dl.itc.u-tokyo.ac.jp/）．

なお国内の文献にあたる場合には，「死生学」と銘打っていなくとも，ホスピス・緩和ケアや生命倫理・医療倫理の専門誌にも目を通しておく必要がある．前者については，商業誌『ターミナルケア』（1991-2004）や『緩和ケア』（2005 年〜）が，後者については，日本生命倫理学会の学会誌『生命倫理』（1991 年〜）や日本医学哲学倫理学会の学会誌『医学哲学医学倫理』（1983 年〜）などがある．くわえて，法律的な問題に関心がある場合には，日本医事法学会の学会誌『年報医事法学』（1986 年〜）が有益である．

3 データベースの功罪

なお，少なくとも学術雑誌に掲載されている研究論文については，現在ではインターネット上の検索サイトを利用して簡単に探すことができる．たとえば，日本語の文献を検索する一般的なデータベースとしては，国立情報学研究所の論文情報ナビゲータ（CiNii）があり，現在約1,500 万件の論文をカバーしている．また，多くの図書館では，より専門的な文献検索の講習会を定期的に行っており，さらに高度な検索サービスを利用することができる．

しかし，手軽にデータベースが利用できるようになった時代だからこそ，研究の最初の段階では様々な雑誌や書籍を実際に手に取ることの重要性を改めて指摘しておきたい．たとえば，特定の雑誌のバックナンバーを年代順に眺めていけば，これまで死生学の分野でどんなトピックが議論されてきたのか，大まかな流れをつかむことができる．こうした作業を経て，自分の問いがある程度深まってきたところで，データベースを利用して専門的な論文の検索をしたほうが，もれなく重要文献をリストアップできることが多い．逆にいえば，研究の初期段階でいきなりキーワード検索を行うと，本当に重要な文献がこぼれ落ちてしまう可能性がある．

これを防ぐ方法は，先に挙げたように自分で実際に図書館に行って雑誌をめくってみたり，集めた文献の文献リストから芋づる式に別の文献をたどってみたりという丁寧な作業を繰り返すことである．こうして一通り先行研究の全体像が見えてくると，あなたの「問い」も十分に深まり，「バトン」を渡す相手が具体的に見えてくる．そこで問題になってくるのが，実際にどのような研究手法を用いて研究を行うのか，ということである．

第4節　方法を選ぶ

1　臨床死生学の4つのアプローチ

では実際に臨床死生学の研究手法にはどのようなものがあるのだろうか．第1章でも述べたように，臨床死生学は学際的な研究分野であり，確立した方法は存在しない．そのため，通常はすでに他分野で使用されている研究手法を用いて研究が行われることが多い．そこで以下では，臨床死生学の方法を大まかに，①歴史研究と異文化比較，②概念的研究，③量的研究，④質的研究の4つに分け，具体的な研究事例を挙げながら，それぞれの方法の概要を見ていきたい．なお，以下の4つの方法は，互いに排他的な方法ではなく，組み合わせて使用することが可能なものである点に留意してほしい．

(1)　歴史研究と異文化比較——違う時代や違う場所のことを調べる

死にまつわる様々な現象や体験は，時代や地域によって異なる様相を示す．「私」の問題から出発した際，それを広い文脈でとらえ直す最初のステップとして，「違う場所や違う時代のことを調べる」という方法は有効である．そもそも死生学にとって，歴史研究はもっとも基本的な方法の一つであり，歴史学者のアリエス（Ariès, P.）や新村拓の著作は，死と死にゆくことの多様性や多義性を今なお教えてくれる貴重な研究成果である．これらの研究は，必ずしも臨床応用を念頭において行われたものではないが，臨床死生学的な関心からも歴史研究は可能である．たとえば，社会学者の大出春江（2012）は，主に家庭の主婦向けに書かれた明治期の家庭看護書の内容を分析することで，日本における看取りの知恵の掘り起こしを試みている．

歴史的な研究に加えて，違う地域や国のことを知ることも「私」の問いを深めることに役立つ．たとえば，社会学者の早坂裕子（1995）はイギリスの施設ホスピスを対象として，文化人類学者の服部洋一（2003）はアメリカの在宅ホスピスを対象として，インタビューや観察に基づく優れた研究成果を残している．彼らの詳細な報告は，日本にいるとしばしば理想化して語られがちな欧米のケアの現状を，等身大の姿で生き生きと伝えてくれる．初学者が独力で海外での調査研究を行うことは難しいとしても，少なくともこうした研究成果に触れることで，日本以外の場所で実際にどのように人々が死と向き合っているのか，その一端を知ることができる．

（2） 概念的研究──概念を鍛える

次に，死の臨床で行われていることと密接なかかわりを持つ概念や言葉に着目した研究がある．たとえば，「QOL」「悲嘆（グリーフ）」「尊厳ある死」といった言葉は直感的には理解可能だが，よくよく考えてみると定義づけることが困難である．こうしたアプローチには，そもそも，「死」とは何だろうか，「ケア」とは何だろうか，といった大きな問いから，安楽死と尊厳死はどう違うのか，といった細かな概念区分を考える問いまで，様々な種類の研究が含まれる．

ここでは，臨床現場と深いかかわりを持ちながら概念的な研究を行ったものとして，哲学者の清水哲郎（1997）による『医療現場に臨む哲学』をとりあげてみよう．清水はこの本の中で，現場の医療者との対話に基づき，医療を「共同行為」として捉える，という考え方を提案している．これは「医師が一方的に治療方針を決める」という考え方や，逆に「患者が一方的に決める」という考え方ではなく，「医療者と患者がともに決める」という新しい関係のあり方を理論的に提示したものである．たとえば，この視点からあらためて「インフォームド・コンセント」概念を見直してみると，「説明」だけに重点をおいた考え方や「同意」だけに重点をおいた考え方とは違った形で「インフォームド・コンセント」について考えることができる．

日本の臨床死生学はこれまで臨床現場からのアプローチが強かったため，概念的な研究は盛んだとはいえないが，概念の洗練はあらゆる研究の基礎にある重要な作業である．その意味で，今後は日本の臨床死生学においても，概念的研究の一層の発展が期待される．

（3） 量的研究──全体としての傾向を捉える

以上ここまでの研究は（1）のなかで出てきた国外のホスピスでのフィールドワークを除けば，概ね書かれたものを対象とする文献研究の範疇に入るものである．これに対して，自ら新たなデータを収集し，それに考察を加えるという実証的な研究のスタイルがある．その際によく行われるのが，主に質問紙を利用した社会調査（いわゆるアンケート調査）である（なお，保健医療分野で統計的手法を使った研究としては，ある特定の介入が有効かどうかを検証する研究（臨床試験など）や，特定の集団を長期間追いかけて，関連する要因を調べる研究（コホート研究など）などが代表的だが，臨床死生学の領域ではあまり一般的ではないため，ここでは省略する）．こうした手

法の利点は，死や看取りに関する意識や行動を数量化し，全体の傾向を把握したり，関連する要因間の相関関係を明らかにしたりできるという点にある．

ただし，計量的な研究を本格的に行おうとする場合には，自ら社会統計学の基礎的なトレーニングを受けるか，専門知識のある研究者にアドバイスを受けて調査票を作成する必要がある．また，それなりの規模の調査を行うためには研究資金が必要となるため，初学者が独力で質問紙調査の企画・立案を行うのは困難な場合が多い．そのため，仮に計量的な手法を利用するとしても，まずはすでに実施されている調査結果の二次分析や公的な統計データの分析から始めるのが現実的である．

また，質問紙調査を立案するプロセスでは，実は（1）や（2）のような研究を合わせて行う必要が出てくることが多い点にも留意したい．次に述べるインタビューや観察などによる研究とは違い，質問紙調査は一度配布した後には対象者を追加したり，質問の内容を変更したりすることができない．そのため，入念に質問項目の作成を行わなければ，とりかえしのつかない失敗をしてしまう．逆に言えば，初期の段階でしっかりとした質問項目の作成を行えれば，ごく単純な質問でも意義深い結果を導くことができる．

ここでは簡単な概念定義が結果の面白さにつながっている例として，医療評価を専門とする宮田裕章らによる告知に関する意識調査を挙げてみたい（Miyata et al., 2004）．死生学においても，告知の問題は比較的ポピュラーなテーマだが，実は2000年代以降，問題の性質は大きく変わっている．以前の問題は主に病名を念頭においた「告知されないことの問題」だったが，近年ではむしろ予後（治癒の見込みや余命の予測）を念頭においた「告知されることの問題」が議論されるようになっているからだ（田代志門, 2012）．しかし従来の意識調査は，「告知＝病名」を前提として，病名と予後のあいだの違いを考慮していなかった．そこで宮田らは，「病名告知」と「予後告知」を概念的に区別して，一般市民の意識調査を実施し，両者の間には告知希望に大きな差があることを明らかにしたのである．このように，質問紙調査では，基本的な概念設定をしっかり行うことで，意義深い結果を出すことが可能となる．

(4) 質的研究——個別具体的な経験や世界を理解する

最後に，臨床死生学の分野でも近年しばしば利用されるようになっている「質的研究」について触れておきたい．実際，「私」の問題から始まることが多く，「実存的」な性質を持つ臨床死生学にとっては，比較的馴染みやすいのが，主にインタビューや観察に基づく質的な研究アプローチである（田垣, 2008；能智, 2011など）．というのも，第2章で述べたように，臨床死生学が「生活上の課題」としての死の受けとめを問題にする以上，死についての人々の意味付けや解釈を質的に明らかにする研究は重要な意義を持つからである．

幸いなことに，臨床死生学の分野でもよく知られた古典的な質的研究のいくつかは，すでに日本語で読むことができる．たとえば，社会学者のグレイザー（Glaser, B.）とストラウス（Strauss, A.）は『死のアウェアネス理論と看護』において，1960年代のカリフォルニア州の6

つの病院での詳細なフィールドワークをもとに、病名や予後をめぐる医療者と患者との駆け引きを詳細に記述している（Glaser & Strauss, 1965=1988）。彼らが明らかにしたのは、医療者が情報をコントロールすることによって、病院の中で秩序が維持されていく過程であった。

　さらに近年では、日本の医療現場をフィールドとする臨床死生学的な研究成果もいくつか出てきている（田代順, 2003；近藤, 2010）。とりわけ死別については、小児がんの分野を中心に、いくつかの研究蓄積をまとめて日本語で読むことができる（戈木, 1999；樽川編, 2007；金子, 2009；三輪, 2010；鷹田, 2012など）。これらの研究の焦点は主に当事者の体験にあるが、それぞれが異なる質的研究のアプローチを採用しているため、比較しながら読むことで、方法の違いを具体的に知ることができる。そのうえで、自分の問題意識との兼ね合いの中で、いずれかの方法を選び取り、さらに専門的な文献を読み進めると良いだろう（サイドメモ「質的研究の諸潮流」を参照）。

　ただし、インタビューや観察といった手法を使わなくとも、個別具体的な経験や世界を理解するための方法はある。その一つは、すでに書かれた患者・家族の手記や闘病記を分析するというものである。特に日本は多くの闘病記が書かれており、こうした記録から、臨床死生学的な研究を行うことも可能である（門林, 2011など）。また、まだ日本では始まったばかりであるが、今後はすでに行われたインタビューのデータを二次利用するという取り組みも可能になるかもしれない。この意味で、諸外国で構築されているような死生学分野でのインタビュー・データのアーカイブ構築が待たれるところである（たとえば、その一例として、イギリスのヘルストークオンライン http://www.healthtalkonline.org/ の「死と向き合って生きる人々 Living with Dying」モジュールなど）。

第5節　言葉にするプロセスへ

　以上ここまで、問いの発見から問いの深化、方法の選択についてごく簡単にその概略を述べてきた。はじめに述べたように、そのプロセスは必ずしも順序良く進むわけではなく、「行きつ戻りつ」を繰り返すことが多い。このようなプロセスを経て、最終的に臨床死生学の研究は一つのまとまりをもった「表現」へと姿を変えていく。具体的には研究成果を大学のゼミや学会で発表したり、レポートや論文を書いたりすることがこれにあたる。残念ながら、ここではこの「言葉にするプロセス」について触れることはできないが、一般的なレポートや論文の書き方に関する文献は、その手助けとなってくれるだろう（戸田山, 2012など）。

　いずれにせよ、「言葉にするプロセス」がいったん完了した時点で、臨床死生学の研究は誰かに手渡すべき「バトン」となる。自分の研究成果がどのように読まれ、使われるかを予測することは難しいが、臨床死生学の場合、専門分化した他の学問領域に比べて読者のすそ野が広いという特徴がある。看取りや死別の問題が、誰にとってもいつかは経験するリアルな問題であり、臨床死生学の知はこうした切実な問いに向き合うなかで形成されてきたものだからだ。

そのためにも，臨床死生学の研究成果は，ケアの専門家のためだけではなく，「普通の人」にも届くものであることが望ましい．

だからこそ，研究成果を言葉にするプロセスのなかで，それが死と向き合う際に，本当に説得力のあるものになっているかどうかを繰り返し確認してみてほしい．はたして私のたどり着いた知見は，私が死に臨むとき，あるいは親しい人の看取りに臨むとき，さらには職業者として臨死患者のケアにあたるとき，本当に力を与えるものになっているのだろうか，と．もしその答えが「イエス」であれば，その研究成果は真に「臨床死生学」と呼ぶにふさわしい，奥行きのある表現を備えたものになっているのではないだろうか．

【サイドメモ】

質的研究の諸潮流

　質的研究には様々な流れがあり，統計的手法のように標準的な方法が確立しているわけではない．歴史的にみても，「質的研究」は非統計的手法すべてを指す「多様な手法の寄せ集め」であり，そこに一貫した特徴を見出すことは難しい（佐藤，2011）．あえて単純化すれば，「先行研究があまりない場合」「マイノリティを対象とする場合」「人々の意味付けや解釈を知りたい場合」などには向いていることが多いとはいえるだろう．

　ここでは主要なアプローチとして，「グラウンデッド・セオリー・アプローチ（GTA）」「エスノグラフィー」「現象学的アプローチ」「ライフ・ストーリー／ヒストリー」の4つを挙げておきたい．それぞれに特徴があり，研究者は自分の関心に沿って，各アプローチを取り入れていけばよい．入門書としては，GTAについては木下（1999），エスノグラフィーについては小田（2010），現象学的アプローチについてはvan Manen（1997=2010），ライフ・ストーリー／ヒストリーについては桜井・小林編（2005）などがある．

参考・引用文献

Glaser, Barney G. and Strauss, Anselm L., 1965, *Awareness of Dying*, Aldine Publishing ＝木下康仁訳（1988）『死のアウェアネス理論と看護——死の認識と終末期ケア』医学書院．

van Manen, Max, 1997, *Researching Lived Experience: Human Science for an Action Sensitive Pedagogy*, 2nd Edition, The University of Western Ontario ＝村井尚子訳（2010）『生きられた経験の探求——人間科学がひらく感受性豊かな〈教育〉の世界』ゆみる出版．

Miyata H, Tachimori H, Takahashi M, Saito T, and Kai I (2004) "Disclosure of Cancer Diagnosis and Prognosis: A Survey of the General Public's Attitudes toward Doctors and Family Holding Discretionary Powers," *BMC Medical Ethics*. 5（1）: 7.

de Vries, Brian ed., 1999, *End of life issues: Interdisciplinary and Multidimensional Perspectives*, Springer ＝野村豊子・伊波和恵監訳（2005）『人生の終焉——老年学・心理学・看護学・社会福祉学からのアプローチ』北大路書房．

石川弘義（1990）『死の社会心理』金子書房．
大出春江編（2012）『看取りの文化とケアの社会学』梓出版社．
小田博志（2011）『エスノグラフィー入門——〈現場〉を質的研究する』春秋社．
岡部健・竹之内裕文編（2009）『どう生きどう死ぬか——現場から考える死生学』（清水哲郎監修）弓箭書院．

門林道子（2011）『生きる力の源に――がん闘病記の社会学』青海社.
金子絵里乃（2009）『ささえあうグリーフケア――小児がんで子どもを亡くした15人の母親のライフ・ストーリー』ミネルヴァ書房.
川島大輔（2011）『生涯発達における生の意味づけと宗教――ナラティヴ死生学に向けて』ナカニシヤ出版.
木下康仁（1999）『グラウンデッド・セオリー・アプローチ――質的実証研究の再生』弘文堂.
近藤恵（2010）『関係発達論から捉える死』風間書房.
戈木グレイグヒル滋子（1999）『闘いの軌跡――小児がんによる子どもの喪失と母親の成長』川島書店.
坂口幸弘（2010）『悲嘆学入門――死別の悲しみを学ぶ』昭和堂.
桜井厚・小林多寿子編著（2005）『ライフストーリー・インタビュー――質的研究入門』せりか書房.
佐藤健二（2011）『社会調査史のリテラシー――方法を読む社会学的想像力』新曜社.
島薗進・竹内整一編（2008）『死生学1　死生学とは何か』東京大学出版会.
清水哲郎・島薗進編（2010）『ケア従事者のための死生学』ヌーヴェルヒロカワ.
鷹田佳典（2012）『小児がんを生きる――親が子どもの病いを生きる経験の軌跡』ゆみる出版.
田垣征晋（2008）『これからはじめる医療・福祉の質的研究入門』中央法規.
田代志門（2012）「未決の問いとしてのがん告知――その後を生きる患者の語りから」三井さよ・鈴木智之編『ケアのリアリティ――境界を問いなおす』法政大学出版会, 201-232.
田代順（2003）『小児がん病棟の子どもたち――医療人類学の視点から』青弓社.
樽川典子編（2007）『喪失と生存の社会学――大震災のライフ・ヒストリー』有信堂.
闘病記専門古書店パラメディカ・闘病記サイトライフパレット編（2010）『病気になった時に読む　がん闘病記読書案内』三省堂.
戸田山和久（2012）『新版 論文の教室――レポートから卒論まで』NHKブックス.
能智正博（2011）『臨床心理学をまなぶ6　質的研究法』東京大学出版会.
服部洋一（2003）『米国ホスピスのすべて――訪問ケアの新しいアプローチ』（黒田輝政監修）ミネルヴァ書房.
早坂裕子（1995）『ホスピスの真実を問う――イギリスからのリポート』文眞堂.
三輪久美子（2010）『小児がんで子どもを亡くした親の悲嘆とケア――絆の再構築プロセスとソーシャルワーク』生活書院.

第2部
死生の際で求められる「気づく力・考える力・行動する力」

第4章　ひとの命の始まりの死生学

　ひとの命の始まりにどのような死生学的位相が存在するか整理し，それらが身近な場面にも存在することを確かめる．

【学習の要点】

- 妊娠および妊娠の継続に関わる生殖医療・生殖技術は身近にたくさんある．不妊治療と生殖技術はイコールではない（1節）．
- 出生前検査（出生前診断）は多数あり身近なエコー検査なども含まれる（2節）．
- 「命の選別」といわれるが，遺伝的素因を選ぶ，胎児を選ぶ，の2種がある．「選ぶ」ことは他方を「選ばない」ことでもある（3節）．
- エコー（超音波画像診断）で胎児を「見る」ことが私たちの身体観や生命観を大きく変えている（4節）．
- 妊娠しないようにする避妊と，妊娠を継続しない妊娠中絶も曖昧になってきている（5節）．
- これらによって生命が「つくられる」「見られる」「選ばれる」存在にもなる（6節）．「多様な生」のためには「多様な育ち」を考えることが必要（7節）．

キーワード▶ 生殖技術，出生前検査（診断），超音波画像診断装置，避妊，人工妊娠中絶

　現代日本社会では，子どもは「つくる」ものだろうか，「授かる」ものだろうか．何の科学技術（テクノロジー）が関与していなくても，避妊をやめて子どもを迎えてもよいという意思があれば，「つくる」という「意図」が伴うという見方もあるかもしれない．

　しかし，本章で見るように，体外受精や顕微授精といった生殖技術（reproductive technology），受精卵・胚を調べる着床前診断・受精卵診断（PGD），母体血清マーカー検査や羊水検査など様々な出生前検査等，現代社会ではより直接的に，命の始まりに関与・介入する技術や機会が身近になっている．「つくる」「調べる」「見る」「選ぶ」の4点からこれらを見ていこう．

第1節　つくる

1　「つくる」技術

　子どもを「つくる」，つまり妊娠し，その妊娠を継続することに関わる生殖医療・生殖技術は表4-1・表4-2・表4-3にまとめた．

第 2 部　死生の際で求められる「気づく力・考える力・行動する力」

表 4-1　妊娠に関わる不妊検査

検査	内分泌検査（ホルモンの血液検査や尿検査） 性感染症検査 子宮頸管粘液検査，ヒューナーテスト，抗精子抗体検査，等 外科的検査（子宮卵管造影検査，腹腔鏡検査，子宮鏡検査，等） 男性の精液検査（精子数，運動率や奇形率） 男性の生検・外科的精子回収法（精巣上体，精巣内に精子または精子細胞が存在するか確認する検査・手術．あればその場で精子あるいは精子細胞を回収して顕微授精をおこなう．TESE，MESA，PESA） 男性の外科手術（精管の癒着，閉塞，静脈瘤の存在がある場合，外科手術を行う）．脊髄損傷等により射精が困難である場合の直腸電気刺激による採精． 超音波画像診断による卵巣のモニタリングと排卵の予測（タイミング法） 染色体検査・遺伝子検査（男性の性染色体検査・無精子症や乏精子症，女性の性染色体検査・無月経や早発閉経）など

表 4-2　妊娠に関わる不妊治療

薬剤	排卵誘発および排卵のコントロール（卵胞の成熟や排卵のコントロール） 着床を促すための黄体ホルモン 卵巣機能の調整をするためのカウフマン療法 男性への男性ホルモン補充療法 男性の性機能障害の改善（ED 治療薬，海綿体注射等）　　など
人工授精	精子をカテーテル等によって子宮に入れる方法．精子が膣や頸管で死滅せず卵管に到達することを助ける．運動がよい精子を集め濃縮する方法をパーコール法という． 夫婦間（パートナー間）でおこなうものを配偶者間人工授精（AIH），夫婦間でなく精子提供（Sperm Donation）を受けておこなうものを非配偶者間人工授精（AID または DI）という． 夫婦間（パートナー間）でなく第三者の女性に夫（依頼男性）の精子を人工授精してその女性の卵子で妊娠・出産するものを人工授精型代理出産（サロゲートマザー／AI Surrogacy／Traditional Surrogacy）という．
体外受精	卵子を体外に取りだして（採卵），体外で受精させ（IVF），培養して受精卵が成長してから子宮内に移植する（ET）方法．夫婦間でなく第三者の卵子の提供を受けて体外受精を実施，妻（依頼女性）に移植するものを卵子提供（Egg Donation）による非配偶者間体外受精という．精子の提供を受けて体外受精を実施，妻（依頼女性）に移植するものを精子提供による非配偶者間体外受精という．受精卵・胚の提供を受けて妻（依頼女性）に移植するものを受精卵・胚提供（Embryo Donation）という． 夫婦間（パートナー間）でなく第三者の女性に，夫婦間（パートナー間）あるいは提供を受けてつくった受精卵・胚を移植して第三者の女性が妊娠・出産するものを体外受精型代理出産（ホストマザー／IVF Surrogacy／Gestational Surrogacy）という．
顕微授精	体外受精のうち，顕微鏡下で 1 つの卵子に 1 つの精子を注入して受精させる（ICSI）方法．子宮でなく卵管内に移植する卵管内移植（GIFT，ZIFT，EIFT）もあり，それは卵子と精子を移植する方法と受精卵・胚を移植する方法がある．
凍結・溶解	精子，受精卵，受精胚は凍結・溶解して，採取した周期以外で使用することができる．卵子は溶解の成績がよくないが，近年臨床的に実施しているところもある．
その他	後期精子細胞による顕微授精（精子になる前の精子細胞，未成熟精子で顕微授精を実施）．後期精子細胞前の円形精子細胞の培養，分化前の精母細胞，精原幹細胞の培養も実験中． ES 細胞から生殖細胞を精巣内に移植し精子の形成をさせることが実験中． 卵子の核置換法（第三者の卵子の核を取りだし，依頼者の卵子の核を注入する），細胞質移植法（第三者の卵子の細胞質の一部を依頼者の卵子に注入する）は臨床では用いられていない．

表 4-3　習慣性流産，不育症原因別に

染色体異常	無月経，早発閉経，習慣性流産の原因が女性側の染色体異常（染色体の構造異常，転座等）であることがある．
子宮の形態異常	子宮の解剖学的異常による（子宮筋腫，子宮発育不全等で手術を行う）
内分泌異常	高プロラクチン血症，黄体機能不全，甲状腺機能の異常（服薬）
血液の凝固異常	血栓症や免疫学的異常による血液凝固（服薬，注射）
感染症	細菌感染，クラミジア，梅毒，等（服薬）

免疫学的異常	自己免疫によるもの（抗リン脂質抗体）（服薬）
	同種移植免疫によるもの（胎盤のNK細胞，抗夫リンパ球抗体等）

表 4-1 〜 4-3　出典：白井千晶作成．

2　生殖技術 ≠ 不妊治療

　ここで注意しなければならないのは，「不妊治療」と「生殖技術の使用」ないし「生殖医療」は，等価ではないということである．

　不妊治療の中には，毎日基礎体温を計測することなど身体のリズムを知ることも含まれるし，鍼灸治療など代替医療とも呼ばれる生殖技術を使用しない治療もある．

　また，生殖技術を使用する場合には，不妊でない場合もある．たとえば，単身女性やレズビアンカップルが提供精子を受けたり（バンク，エージェント，知人からの提供，医療施設を介した有償／無償の場合がある），ゲイカップルが卵子提供を伴う代理出産を依頼したりする場合は，「不妊」とは言えない．卵巣の切除等の手術を受けたり，抗がん剤を使用する前に，卵子の凍結をおこなっておくことも「不妊」とは言えない（パートナーがあれば受精卵・胚凍結の方が卵子の凍結よりも溶解の成績が格段によいが，パートナーがない女性は卵子の凍結を希望するケースが少なくない）．

　そもそも生殖技術の使用が不妊治療と等価であると誤解されがちなのは，日本では生殖技術の使用が，不妊治療への適用のみ正当化されがちだからである．そして不妊治療は夫婦が受けることが前提になっている．つまり，日本では，婚姻していれば「生殖技術を利用してでも子どもを作る」ことが期待され，婚姻関係にある男女でなければ，子どもを持とうとすることにサンクションが働いたり，生殖技術を使用することが難しくなったりする．

　たとえば日本産科婦人科学会は体外受精の適用を，婚姻していて強く挙児を希望する夫婦で，体外受精によってしか妊娠の可能性がない夫婦に限定している[1]（そもそも当学会の不妊の定義は「生殖年齢の男女が妊娠を希望して，避妊しないで性生活を行っているにもかかわらず，ある一定期間（2年）を過ぎても妊娠に至らない状態」である）．

　しかし婚内子と婚外子の相続上の区別がない国，単身者も未成年者の養親になることができる国があるように，「婚姻していて不妊である夫婦」ではなくても生殖技術が利用できる国は少なくない．「どのような人が親になるべきとされているか」という規範や制度によることを心に留めてほしい（それは後述の人工妊娠中絶についても同様である）．

第2節　調べる──出生前検査

　受精卵・胚や胎児を「調べる」技術も用いられている．何を，いつ，どのように調べるかに

表 4-4　出生前検査（受精卵・胚の遺伝学的診断）

着床前診断・受精卵診断（PGD）	分割が進んだ受精卵の割球の1～2個を取りだして遺伝子検査を実施．染色体（たとえば 13, 18, 21 トリソミー：21 トリソミーはダウン症候群），性別，疾患遺伝子（筋ジストロフィー，ハンチントン病）などの診断をする．PGD をした児の長期的な予後は不明．特定の疾患の遺伝子をもっているか調べる PGD と異なり，（主に流産に至る胚を移植しない目的で）全染色体の数的異常を調べる検査を PGS（着床前スクリーニング）という．技術は同じ．

表 4-5　出生前検査（胎児の遺伝的診断）

母体血清マーカーテスト	母体の血液のタンパク質やホルモンの濃度を測定する（クアトロテスト，トリプルテスト）．トリソミー（21, 18），開放性神経管奇形の確率がわかる．確定診断ではない．15 週～ 18（22）週未満で結果が出るまで約 10 日．採血のみのため非侵襲的．2～3 万円．ダウン症候群の感度 80% 前後．
絨毛検査	腹壁や子宮頸部からカテーテルや針を刺して，胎盤の組織の一つで胎児由来の細胞で作られている絨毛を採取．染色体を調べる（CVS）．トリソミー（21, 18）などがわかる（すべての染色体疾患がわかるわけではない）．11～ 15 週で結果が出るまで 2 週間．流産・破水・出血・母体損傷などの可能性がある．10～ 20 万円で自費．
羊水検査	腹壁から針を刺して，羊水を採取．浮遊している胎児の細胞の染色体（13, 18, 21 トリソミー），XY 染色体（ターナー，重複 X，クラインフェルター等）を調べる（すべての染色体異常がわかるわけではない）．15～ 18 週で結果が出るまで 2 週間．流産や感染の可能性がある．10～ 15 万円で自費．平成 10～ 12 年の間では年間 1 万件あまり検査が実施されていた．
ccfDNA（セルフリー DNA）検査	母体の血液中に流れている胎児の DNA の断片を分離する検査（シーケノム社の MaterniT21 など）．アメリカの検査会社のサービスでは 21 トリソミーなどいくつかの染色体を調べる．10 週から可能，結果が出るまで約 10 日．採血のみのため非侵襲的．ダウン症候群の感度 99%．2012 年に日本の数病院が同社の検査を導入して「新型出生前診断」と呼ばれた．医学的には無侵襲的出生前遺伝学的検査（NIPT），母体血細胞フリー胎児遺伝子検査（ccfDNA 検査）と呼ぶ．日本産科婦人科学会が指針を出し 2013 年 4 月から学会に認定された病院で臨床研究として実施が始まった．
臍帯血検査	腹壁から針を刺して臍帯の血液を採取（胎盤や胎児内血管から採取することもある）．17 週以降．流産や感染の可能性がある．
母胎血中胎児細胞（NRBC）検査	母体の血液中に流れている胎児の有核赤血球（NRBC）を分離し，染色体を調べる検査．トリソミー（21, 18, 13），XY 染色体の数の異常がわかり，転座はわからない．6 週から可能．採血のみのため非侵襲的．研究段階で臨床利用は未．

表 4-6　出生前検査（胎児の臓器，骨格，容貌など形態の検査・診断）

超音波画像診断（エコー）	胎児の大きさ，脳（水頭症，頭蓋骨形成，大脳小脳），心臓や各内臓器など（たとえば心臓の異常，内臓の欠損，機能障害等）がわかる．首のむくみ（NT）が 21 トリソミー（ダウン症候群），13 トリソミー，心奇形などを知る手がかりになるとも言われている．NT の計測はダウン症候群の感度 75～ 80%，実施時期 11～ 13 週，費用 1～ 2 万円．11～ 13 週ごろに精密超音波検査（NT を含む複数の所見）と初期母体血清マーカー検査を組みあわせる組みあわせ検査（コンバインド検査）もある．

表 4-7　流産・死産の際の胎児の検査

染色体検査	胎児の染色体異常により流産・死産に至ったのか，胎盤の絨毛，胎児組織を検査する．胎児の染色体異常が両親の染色体異常に由来することもある．

表 4-4 ～ 4-7　出典：白井千晶作成．

よって，出生前検査は表 4-4 ～ 7 のように分類することができる．

　母体血清マーカー検査は，簡便であるが「スクリーニング」ともいわれ，確定診断ではない．日本では 1999 年に厚生労働省が母体血清マーカー検査については，十分な説明がおこなわれていないこと，確率を示すに過ぎないこと，マススクリーニングとしておこなわれる懸念があることから，妊婦に対して本検査の情報を積極的に知らせる必要がないこと，本検査を勧めるべきでないことを日本医師会，日本産科婦人科学会，日本母性保護産婦人科医会に通知し，そ

の他の出生前検査についても適切な対応を求めた．

　羊水検査，絨毛検査，臍帯血検査などは確定診断ではあるが，すべての染色体異常がわかるわけではない．「新型出生前検査（診断）」と呼ばれ，血液だけで高い感度（精度）の結果が出るというセルフリーDNA検査も，DNAそのものを検査しているのではなくDNAの量から染色体の数を推定しているのであり，誤診も公表されているし，21トリソミー（ダウン症候群）など数種の検査しかおこなっていない（確定診断ではないためここでは出生前検査と呼ぶ）．しかし近年では，全ゲノム診断法といって，母体の血液に含まれる胎児由来細胞を解析して胎児ゲノムを復元し，妊婦と胎児の全ゲノム情報を求めることまで技術的には可能になった．

　一方で，胎児の先天的な疾患や障害は，さまざまに存在し，成長や発達に大きな影響がないもの，治療ができるもの，胎内または出生直後の死亡が回避できないもの，と多様である．両親に遺伝性異常が存在しなくても胎児の発生途上で異常が生じることもある．両親に均衡性転座などの染色体異常があった場合にも，出生前検査をしないと生児がもてないわけではなく，反復妊娠によって生児を得ている割合（累積成功率）も低くない．着床前診断を行わない場合，妊娠してから反復流産に耐えるしか方法がない人もあるし，胎児の出生前診断（検査）をして人工妊娠中絶することへの批判もあるが，着床前診断の長期的な安全性が確認されていないことから，着床前診断の方が望ましいかは議論が分かれている．日本産科婦人科学会では「重篤な遺伝病」（ジストロフィー等）の遺伝子診断のみ倫理審査できるとガイドラインで示されてきたが，同学会は2006年，習慣性流産も倫理審査の対象に含めた．一方で，「妊娠の確率をあげる」ために着床前診断を使用すべきだという意見もある．というのも受精卵の10〜20％は染色体異常があり，その98〜99％が流産してしまう一方で，多胎妊娠防止の観点から日本産科婦人科学会は受精胚移植数を原則として1個に限定しているからである．

　「新型出生前検査」も学会の指針が示されたが，依然として学会の自主規制に任され，法律はない．他方諸外国の中には「重篤な遺伝性疾患」保因者についても，着床前診断が禁止されている国もあれば，高年齢出産は全例自己負担額無しで羊水検査ができる国もある．

　そもそも母体保護法で定められた人工妊娠中絶できる条項には，胎児の異常による中絶（胎児条項）はないのだから，「安易に受検しない」「カウンセリングの重要性」が叫ばれる以前に，堕胎なのか中絶なのかという社会全体での議論が必要だろう（人為的に妊娠を中絶することは刑法で堕胎罪として禁止されているが，母体保護法に基づく場合は人工妊娠中絶と呼ばれ刑法の適用を受けない）．さらに，検査の受検も，その後の判断も，すべて「自己決定」原理に基づいてよいか，自己決定できる知識，情報が整っているか，何のために検査をするのか（陽性，異常だったらどうするのか）課題は残っている．

第3節　選ぶ

　「調べる」ことに後続するのは，それが受精卵・胚なら「非罹患胚」と診断された受精卵を

選んで移植し、「罹患胚」を廃棄することである。胎児の場合は、「妊娠を継続する」か、「妊娠を中絶する」ことを選ぶことになる。

1　遺伝的素因を選ぶ

受精卵・胚を「つくる」前に、精子や卵子を選ぶこともできる。①パーコール法で精子を分離して女児の可能性を高める[2]、②デザイナーベビーと呼ばれるように、"優秀な"ドナーの精子・卵子で受精卵を作る、③夫や妻に容貌が似ている、容姿、嗜好性、血液型などのプロフィールからドナーを選ぶ、などのように精子や卵子を選ぶことができる。

受精卵・胚を調べれば、その受精卵・胚を使うか使わないか「選ぶ」ことになる。④受精卵診断・着床前診断により、流産の可能性が低い（転座などの染色体異常がない）受精卵・胚を選択する[3]、⑤受精卵診断・着床前診断で性染色体を調べ、胎児の性別を選択する（性別選択理由はある性別の選好、性別によって発症確率が異なる遺伝病など）、⑥受精卵診断・着床前診断により、遺伝性疾患（トリソミー等）がない受精卵・胚を選ぶ、⑦受精卵診断・着床前診断により、ある特定の遺伝型を持った受精卵・胚を選ぶ（兄姉への臓器・骨髄等の移植を目的に遺伝型が適合する受精卵を選んで妊娠・出産すること、「救世主きょうだい」(savior sibling) と呼ばれる）、などがある。ある受精卵・胚は選ばれ、選ばれなかったものは廃棄される。

2　胎児を選ぶ

受精卵・胚が子宮に着床し、胎芽から胎児に成長してから「調べる」ことは、ある胎児を選び、ある胎児を選ばない、つまり妊娠を継続しない、妊娠を中絶することを選ぶことになる。「調べる」でまとめた表4-2の各検査によってわかるすべての「異常」のうち染色体異常は、「治療」することができない。出産前におこなわれる胎児への外科的治療は、主に双子の胎児の血管が胎盤の中でつながっている双胎間輸血症候群、水頭症、胎児胸水の水を抜くシャント術などに限られ、「生まないことを選んで妊娠を継続しない」か「生むことを選んで出生後に備える」ことになる[4]。

第4節　見る——胎児を見る超音波画像診断装置

この30〜40年でどの産婦人科病医院にも普及した超音波画像診断装置（エコー）は、妊婦健診で頻繁に利用されている。田間泰子らがおこなった調査では、最近妊娠出産を経験した女性で超音波画像診断を経験しなかった人は2.0％のみだった（田間ら2011）。国と自治体の予算で最低14回の妊婦健診費用助成がおこなわれているが、そこには2回分の超音波画像診断補助券が含まれており、経済的理由で超音波画像診断を受けられないことがないよう制度化され

図 4-1

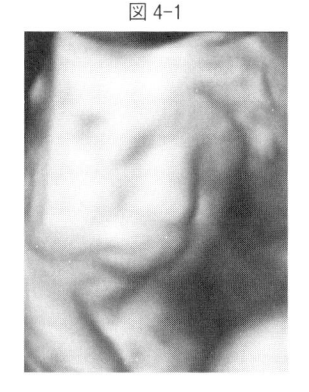

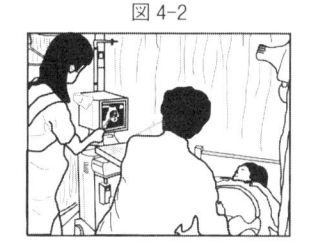

図 4-2

ている．一方で超音波検査の安全性が確立されていないという理由から，妊娠中に数回しか行わない国もある．

図 4-1 は，3D エコーに写る胎児の顔である．エコー（超音波画像診断）は母胎をのぞいて，画面に映し出すことができるテクノロジーである．表 4-2 で示したように，エコーは，胎児の発育（大きさ），形態・機能（たとえば浮腫，無脳症，心奇形，不整脈，横隔膜ヘルニア，消化器官閉鎖，泌尿器系疾患，外性器），胎盤・羊水・臍帯（たとえば臍帯巻絡，血流，前置胎盤，羊水量）の評価をすることができる「出生前診断」である．他方で，エコーを見る現場では，形態や動きを確認しながら，医療者と妊婦の相互作用によって「かわいい」という感情が喚起されたり（Mitchell, 2001），妊婦が「胎児に会う」感覚をもったりする．病医院の中には静止画や動画を転送するサービスをおこなうところもあり，妊婦やその家族は，それをブログや SNS にアップしたり，マタニティ商業誌ではエコーの見方や「胎児自慢」が毎号掲載されたりしており，エコーはサービスと娯楽の道具にもなっている．

エコーは，視覚的・直感的に胎児を捉えられ，情報量も多いため，医療者と妊婦の注意を集める．エコーは診察室の配置や診察の手順を変え，医療者と妊婦の対面の仕方や妊婦健診でおこなわれること，会話の内容さえも変えている．図 4-2 は，経腹エコーを使用した妊婦健診の様子を撮影したものである．医療者（この場合は助産師）がエコーを操作（走査）し，補助医療者がモニターに映った胎児を指し示し，妊婦もモニターを見ている（白井, 2009）．ここが心臓，赤ちゃんを褒めてあげてください，といった具合に医療者が声をかけている．妊婦は，自身が独占的に感じてきた身体感覚を医療者に明け渡すことになるのだろうか．あるいは家族や医療者と胎児の感覚を共有することになるのだろうか．

第 5 節　妊娠を継続する

ここまで見てきたように，妊娠から出産までのさまざまな段階で科学技術が介入できるようになって，「産む」「産まない」をコントロールできる局面が急増した．

かつてのコントロールは,「家族計画」「受胎調節」のように「妊娠しない」ようにするかしないか,妊娠したら「人工妊娠中絶」するかしないかであった[5].

現代日本社会では,妊娠するように技術的に補助する生殖技術とともに,人間として誕生する可能性をもつ生殖細胞,胎芽,胎児を「調べ」て「選ぶ」(「選ばない」)技術が発達した.

本節では,科学技術によらない「妊娠しない」方法と「妊娠を継続しない」方法を考えたい.

基礎体温計測やオギノ式などのリズム法,コンドームやIUD,避妊ピン,ペッサリーなどの避妊具,ピルなどのホルモン剤,殺精子剤,不妊手術などの外科的方法が庶民・市民の日常的な使用として普及したのは,この数十年のことである.子宮内容物(胎児や胎盤等胎児の付属物)の搔爬,吸引などの外科的手法によって人工妊娠中絶できるようになったのも,この数十年のことである.

それまでは「妊娠しないようにコントロールすること」自体への罪責感や抵抗感もあり,人工妊娠中絶,間引きが「堕胎罪」として禁止されてから[6]はとくに,妊娠を妨げることも,妊娠を継続せず生児を産まないことも選ぶことはできなかった(確実に「妊娠を中絶する」手段がなかったために,「流産の可能性を高める」ことがおこなわれることもあった.和漢薬の下剤の服薬,子宮口への異物の挿入,腹の圧迫などである.妊婦が命を落とすこともあった).

現在,「妊娠しないようにすること(避妊)」と「妊娠したものを継続しないこと(妊娠の中絶)」さえも曖昧になっている.たとえば,IUDを挿入すれば性交のあとでも着床を阻害する確率を高められることは数十年前からも知られていたけれども,現在ではモーニングアフターピルとも呼ばれるような事後避妊薬,緊急避妊薬も存在している.

また,「月経調節法(MR)」と呼ばれる,「月経の遅れを訴える女性に対して,妊娠検査や超音波で妊娠を確認することなく早期に内容物を排出する処置(WHO)」もある.妊娠しているかもしれないが,妊娠していたとしても継続する意思がない場合に,妊娠を確認することなく,子宮内膜や内容物を排出させるのである.ホルモン剤の内服により妊娠継続を阻害し,子宮を収縮させ内容物を排出する方法もある(たとえばミフェプリストン(RU-486)の内服).生理的に着床していても,妊娠を確認していなかったら「中絶」というより「月経をおこさせる」処置になるだろうし,妊娠を確認していたら吸引や薬物による中絶ということになるだろう.そもそも「妊娠の徴候」が,化学的妊娠(尿や血液のホルモン値),胎囊の確認,胎児の心拍の確認,胎盤の形成の確認,と局面が多くなったために,妊娠しているのか,月経をおこしたのか,妊娠を意図的に阻害したのか,線引きできなくなっている.B.K.ロスマン(Barbara Katz Rothman)は,妊娠は,まだ妊娠を中絶していない「一時的な妊娠」に変容したと提起している(Rothman 1994).

第6節　作られる・見られる・選ばれる

「つくる」「見る」「選ぶ」ことと対になっているのは,「つくられる」「見られる」「選ばれ

る」存在である．それは「赤ちゃん」か「胎児」か判断が難しいところではあるが（感情的・価値的な判断と法律的な判断が乖離しているし，同じ時空間でも判断する人によって異なる），少なくとも人格になる可能性をもつ唯一の存在である．

これまで紹介した「つくられる」「見られる」「選ばれる」契機以外の事例を紹介しよう．

「つくられる」：デザイナーベビーや救世主きょうだい，（検査した範囲の中で）染色体の異常をもたない胎児がつくられたり，選ばれたりすることは述べた．それはある属性をもった（あるいはある属性をもたない）子を生むことを目的にしているが，最初から「生まないがつくる（妊娠する）」ことさえも希望する人が出てくるかもしれない．第二次世界大戦後，自然流産や死産によって死亡した胎児の組織を用いる研究が進み[7]，胎児組織バンクも存在していた（玉井 2003）．1986 年からは，胎児の神経を増殖して移植することがパーキンソン病やアルツハイマーに効果があると発表され（現在効果は保留），父親の精子で人工授精しアルツハイマー病の父親のために中絶して使ってほしいという依頼が持ち込まれたことも報道された（同）．「中絶胎児の利用」は，死亡した胎児は研究・治療の（棄てるには惜しい）資源か，死体からの臓器移植のさいに同意する主体は誰か，流産・死産胎児は同意に基づいて利用してもよいが中絶胎児は利用するべきではないか，生きている胎児から臓器や組織を摘出することは生体からの移植か死体（人格がないもの）からの移植か，そもそも胎児の処遇は母体が決定してよいか，といった問題を突きつけている．

「見られる」：最近，人間ドッグならぬ「胎児ドッグ」という言葉が使われるようになった．胎児ドッグは，通常の妊婦健診とは異なり胎児超音波外来，「胎児科」などで，胎児診断などの専門の医師が，精密な超音波画像診断と羊水検査・絨毛検査，母体の血液検査，MRI や CT を組み合わせて胎児スクリーニングをおこなうことである．そこで胎児はあらゆる角度から「健康」「正常／異常」か「見られる」ことになる．

イギリスでは NHS（国営医療）で受ける母体血清マーカー検査は無料で，ほとんどの妊婦が受検している．胎児の障害を理由にした中絶はすべての妊娠期を通じて合法であり，これにより二分脊椎と無脳症の出生数は年 500 人から 2 人に激減した．公費でスクリーニングをおこなうのは，障害児・者が生まれたときの福祉予算よりもスクリーニング予算の方が安価であるという公共経済学的考えに基づいている[8]．

「あらかじめわかる」ことは，個人にとっても合理的・経済的だろうか．卵子提供で受精卵をつくるさいには，染色体異常，性別などを調べる着床前診断（PGD）や着床前スクリーニング（PGS）が「オプション」になっていることがほとんどである．もう産む機会がないかもしれない，体外で受精した受精卵がそこにある，卵子提供の高い費用に比べれば着床前診断は安価である，そういった理由で着床前診断が選択される．卵子提供の仲介業者では，夫婦間受精卵の着床前診断もメニューにある．日本では倫理委員会の審査が必要で，却下されたり長期間かかったりするから，習慣性流産，遺伝病の保因など着床前診断のニーズをもつ夫婦が仲介業者を通して海外で体外受精をおこなうこともある．

しかし「つくられる」「見られる」「選ばれる」側の視点からは，再考・熟考を促す声もある．AID（非配偶者間人工授精，DI）で生まれた人が，AIDの禁止を求めたり，出自を知る権利などを整備した制度を求めた運動をおこなっていることは知られているだろう．出生前検査に対しては，障害者当事者団体内部の反応はさまざまだ．

第7節　おわりに──「育てる」への架橋

科学技術を使って「最善を尽くす」ことが求められるようになった背景には，科学技術の進歩のみならず，近代的な規範体系がある．例としてあげられるのは①達成主義（学歴や業績のように努力すべきという規範），②異性が愛によって結婚し，結婚したら愛に基づく性行為によって授かった二人の子を生むべきという，近代家族の愛，結婚，性（生殖）の三位一体規範（白井 2007），③産みの母の母性が唯一至高で，産むなら育てる・育てないなら産まない（あるいは生を絶つ）という母性規範（田間 2001），④理性と知性と自立性を持った存在こそが生きる価値のある人間であるという近代合理主義的な人間像，などである．

これらによって，「多様な生」「多様な育ち」が損なわれているのではないだろうか．たとえば，里子・養子・私的な他家養育などの非血縁的親子関係は人口あたりの比が第二次世界大戦後，年々少なくなり，「産むけれど育てない」「産まないが育てる」選択が減少している．欧米では匿名で子を託す（安全に遺棄する）施設・設備が多数あるが（日本では私立病院が設置した「こうのとりのゆりかご」のみ），フランスなどではさらに自身の出産記録も残らない（日本で言えば戸籍に残らない）匿名出産が合法化されている．不適切な養育をおこなう親などから子どもを保護したり，親が育てられない子を社会が養育する社会的養護も，親が支援を受けながら子を養育する制度も（たとえば母子生活支援施設，婦人保護施設，ひとり親世帯に支給される児童扶養手当や遺族年金，生活保護等）十分ではない．

「命の始まり」を考えることによって，「多様な生」と「多様な育ち」の再考のきっかけになることを期待したい．

【サイドメモ】

生殖技術

生殖技術は，生殖を抑制・回避する技術（不妊手術，避妊，人工妊娠中絶等），生殖を促進する技術（妊娠・出産させるための不妊治療等），受精卵・胎児・子どもの選択や改変に関する技術がある．医療とは限らないし，不妊治療とも限らない．ヒト以外に適用されている生殖技術には，品種改良・繁殖のための交配，遺伝子操作もある．

出生前検査

出生前検査は，妊娠中におこなう胎児の状態に関する検査のことを指す．そのため，染色体検査のみならず，胎児の形態や機能に関する検査すべてを含む．

注

1）この分野に関する日本の法律はクローン規制ぐらいで諸外国にあるような生殖技術の使用に関する法律がない．学会や民間団体が個々に自主規制（ガイドラインの策定）をおこなっている．クローンに関する規制は，「ヒトに関するクローン技術等の規制に関する法律」（平成12年12月6日），「特定胚の取扱いに関する指針」（平成13年12月，文部科学省），「ヒトゲノム・遺伝子解析研究に関する倫理指針」（平成13年3月29日，文部科学省・厚生労働省・経済産業省），「ヒトES細胞の樹立及び分配に関する指針」（平成21年8月21日，文部科学省）「ヒト受精胚の作成を行う生殖補助医療研究に関する倫理指針」（平成22年12月17日）．

なお，日本産科婦人科学会は，2013年12月の民法改正で婚外子に対する遺産相続などの格差が撤廃されたことを受け，はやければ2014年6月にも会告を変更する予定という．

2）1994年，日本産科婦人科学会はXY精子選別におけるパーコールの使用を禁止したが（重篤な伴性劣勢遺伝性疾患の回避に限定），X精子とY精子を完全に選別できる科学的根拠がないとして，2006年に禁止を削除する一方で使用を容認するものではないと付言した．

3）日本産科婦人科学会は，1998年に着床前診断の適用を重篤な遺伝性疾患に認め，2010年に均衡型染色体構造異常に起因すると考えられる習慣性流産も適用としたが，個々の事例ごとに審査が必要だとしている．

4）胎児治療の国際学会では1993年に「将来の人類となるべき胎児は医療の対象，患者として扱われるべきである」と宣言し，日本では2003年に日本胎児治療学会（当時研究会）が発足した．双胎間輸血症候群のレーザー手術，胎児胸水のシャント術は2012年に健康保険適用になっている．

5）歴史的に見れば，分娩後の「子返し」「間引き」もある．

6）1868（明治元）年，明治政府による堕胎禁止の布告．1880年旧刑法に堕胎罪の規程．江戸期の間引き・堕胎禁止は，藩による．新刑法にも堕胎の罪は引き継がれたが，1948年制定の優生保護法（現母体保護法）で母体の健康を著しく害するおそれがある場合，姦淫等による場合に優生保護法（母体保護法）指定医師と本人の同意に基づいて人工妊娠中絶が可能となり，翌1949年の改正により経済的理由も認められるようになった（優生保護法前身の1940年国民優生法は優生的観点から断種と中絶を認めた）．優生保護法では，本人又は配偶者が遺伝性疾患・遺伝性奇形を有する等，胎児の遺伝性疾患を理由とした（いわゆる胎児条項）中絶も含まれていたが，現行法には胎児条項はない．「母体の健康」「経済的理由」に拡大解釈されているとも言われている．胎児の異常を事由とした中絶は「選択的中絶」と呼ばれている．

7）日本では胎児組織の利用に関する法律はないが研究利用は容認され，臨床・移植目的での利用は指針作りが先送りされている．

8）超音波画像診断装置など出生前診断で「陽性」の疑いを伝えなかった「過誤」，検査があることを知らせなかった「過誤」を争う裁判，陰性と言われたのに障害があった，陽性といわれて中絶したのに胎児を調べたら陰性だった「過失」を争う裁判などがある．フランスのペルュシュ裁判と呼ばれる裁判は障害を持った子どもが自身の出生は医療過誤であるとして医師と検査会社を訴えた裁判．

参考・引用文献

Mitchell, Lisa M. (2001) *Baby's first picture : Ultrasound and the Politics of Fetal Subjects*, University of Toronto Press.

Rothman, Barbara Katz (1994) *Tentative Pregnancy: How Amniocentesis Changes the Experience of Motherhood*, Rivers Oram Press.

白井千晶（2007）「不妊当事者が抱えるセクシュアリティの問題」『ジェンダー研究』お茶の水女子大学ジェンダー研究センター，75-90．

白井千晶（2009）「生殖医療現場における科学技術と関係について」『保健医療社会学論集』19（2），68-81．

田間泰子（2001）『母性愛という制度　子殺しと中絶のポリティクス』勁草書房．

田間泰子・内藤恵美子・安井眞奈美（2011）『「安心な出産のための奈良県アンケート」調査報告書』．

玉井真理子 (2003)「中絶胎児組織の研究利用——アメリカでのモラトリアム時代」『環境・生命・科学技術倫理研究Ⅷ 2003年』千葉大学先端技術と倫理企画委員会編, 63-90 (『棄てられるいのち, 利用されるいのち』玉井真理子他編, 生活書院, 2008所収).

安井一徳 (2013)「諸外国における出生前診断・着床前診断に対する法的規制について」『調査と情報』779.

第5章 生きることが難しい生の臨床現場から見る「法律の壁と死生の際」

　終末期医療において，生命の保護に配慮しつつ，患者の自己決定に従い，いかなる医療行為を施すべきかは悩ましい問題である．本章では，法律上，安楽死，尊厳死が適法となる要件，また終末期において医師以外の者が患者に対して為し得る行為の限界などについて検討する．

【学習の要点】

- 安楽死・尊厳死……「安楽死」と「尊厳死」に関する要件，ガイドライン，患者の自己決定について確認する．
- 終末期医療における法律の限界……法律が終末期医療のあり方を規定していないとしても，ガイドラインなどに従い，あるべき終末期医療の姿を実現することが望まれる．

キーワード▶安楽死，尊厳死，治療行為の中止，自己決定権，終末期医療の決定プロセスに関するガイドライン

第1節　終末期医療と安楽死・尊厳死

1　問題の所在

　新薬や新しい治療法の開発など，近年の医療技術の進歩には著しいものがある．こうした医学の進歩により，今までは治療が困難であった疾患に対して有効な治療が施されるようになり，自己の生体機能だけでは生命を維持できない患者であっても，長期にわたり延命を図ることが可能となった．もっとも，生命の保護がなされる一方で，延命が患者の意思に反しないか，患者にとっての真の利益とは何か，また人工的な延命を拒絶する患者に対していかなる治療を施しうるのかなど，安楽死・尊厳死に関連して法的な問題を含む難題が生じている[1]．

2 安楽死

(1) 安楽死の類型

　安楽死とは，助かる見込みがないにもかかわらず耐え難い苦痛から逃れることもできない患者の自発的要請に応えて，医師などが患者を早く死なせることなどと定義される．この安楽死には，①積極的安楽死，②間接的安楽死，③消極的安楽死がある．これらは行為の内容，死への関与度などの点で異なる．

(2) 積極的安楽死

　積極的安楽死とは，患者を苦痛から免れさせるために，意図的積極的に，患者に死を招く安楽死を言う．この積極的安楽死は，終末期の患者に迫った病死とは異なる死（たとえばカリウム製剤投与による致死性不整脈に基づく死など）を通じて積極的に生命を断絶するものであり，継続する生命に対して予定外の死を実現する．

　法律上，人の生命を奪う行為は厳しく禁止されており，例外的に正当化される特別の事情が認められない限り殺人罪（刑法 199 条）に該当する．これは安楽死においても同様であり，例外的に積極的安楽死が適法化される要件を満たさない限り，積極的安楽死は違法となる．この要件について，東海大学安楽死事件（横浜地方裁判所平成 7 年 3 月 28 日判決）[2] は，①耐えがたい肉体的苦痛があること，②死が避けられずその死期が迫っていること，③肉体的苦痛を除去・緩和するために方法を尽くし他に代替手段がないこと，④生命の短縮を承諾する患者の明示の意思表示があることを満たす必要があるとする．もっとも，現在の緩和医療の進歩からすると，①③を満たす場合は限られると思われる．

(3) 間接的安楽死

　間接的安楽死とは，患者の苦痛を除去・緩和するための措置であるが，それが同時に死期を早める可能性がある安楽死を言う．この間接的安楽死は，あくまでも苦痛を除去・緩和するための治療行為であり，正当な治療と評価される限りは正当業務（刑法 35 条）として適法となる．法律論的にも，間接的安楽死について殺人罪の成立を否定する見解が多数である．間接的安楽死が許容されるための要件について，東海大学安楽死事件は，対象となる措置が患者の苦痛を除去・緩和するためになされていることを前提として，①耐えがたい肉体的苦痛があること，②死が避けられずその死期が迫っていること（積極的安楽死よりも低い切迫性で足りる），③生命の短縮を承諾する明示又は推定される意思表示があることを満たす必要があるとする．

(4) 消極的安楽死

　消極的安楽死とは，苦しむ状況を長引かせないため延命治療を中止して死期を早める安楽死を言う．この消極的安楽死は，延命治療の中止という消極的な方法で行われるものの，その効果として死期を早める点で安楽死の一類型となる．消極的安楽死が許容されるための要件について，東海大学安楽死事件は，①回復の見込みがなく，死が避けられない末期状態にあること，②治療行為の中止を行う時点で治療の中止を求める患者の意思表示が存在すること（推定される意思を許容する），③中止対象となる医療行為は，自然の死を迎えさせるという目的に沿って決定されていることを満たす必要があるとする．

　消極的安楽死では，積極的に死を惹起することが予定されていない．しかし，人工呼吸器の装着が必要な場面を考えてみると，人工呼吸器の不装着により呼吸の維持が困難となるため，患者は死に至り得る．そこで，人工呼吸器の装着及び使用という医療行為を行わないことにより，積極的に死を惹起しているのではないかという疑問が生じる．さらに，人工呼吸器を装着した後，治療行為の中止として人工呼吸器のスイッチをオフにする場合には，稼働中の人工呼吸器の停止により，呼吸の維持が困難となったことが有力な誘因となり患者は死に至るため，一層，積極的に死を惹起しているように思えてくる．こうした評価が生じるのは，人工呼吸器を装着しない，または稼働中の人工呼吸器を停止するという行為及び行為の危険性にのみ着目するからである．終末期医療では，行為の危険性以外にも考慮されなければならない事項が存在する．特に，患者の意向は最大限尊重されなければならず，患者の意思に反した治療は専断的医療行為として傷害罪（刑法204条）に該当することすらあり得るため，患者が延命治療を拒否しているのか否かなど患者の自己決定の内容を確認することが必須となる．加えて，治療による回復の見込みがないのかなど医療の視点からの検討も重要である．このように，行為の危険性以外にも種々の要素を検討した上で，治療行為の中止をすべきか否かを判断しなければならない．この判断をするに当たり，判断過程などの手続きに関するガイドラインが策定されている（厚生労働省「終末期医療の決定プロセスに関するガイドライン」）．

3　尊厳死

(1)　尊厳死と安楽死

　尊厳死とは，傷病により「不治かつ末期」になった際に，自分の意思で死にゆく過程を引き延ばすだけに過ぎない延命措置を止めてもらい，人間としての尊厳を保ちながら死を迎えることなどと定義されている（遷延性植物状態における尊厳死を考慮して，「不治かつ末期」を含まずに尊厳死を定義するものもある）．「不治かつ末期」の場面における尊厳死は，終末期医療の一場面となる．尊厳死とともに終末期医療に関する議論の対象とされている安楽死は，耐えがたい苦

痛からの解放を意図したものである一方で，尊厳死ではこのような苦痛からの解放を問題とする場面ではない点で異なる．

(2) 尊厳死に関する動向

東海大学安楽死事件は，尊厳死（治療行為の中止）の要件について，①回復の見込みがなく，死が避けられない末期状態にあること，②治療行為の中止を行う時点で治療の中止を求める患者の意思表示が存在すること（推定される意思を許容する．），③中止対象となる医療行為は，自然の死を迎えさせるという目的に沿って決定されていることを満たす必要があるとする．その後，川崎協同病院事件最高裁決定（最高裁判所平成21年12月7日決定）[3]及び同事件の控訴審判決（東京高等裁判所平成19年2月28日判決）[4]において，治療行為の中止の適法性を検討する上で，治療義務の限界及び患者の自己決定を踏まえた判断がなされている．

(3) 治療行為の中止の対象

治療行為の中止に関して，いかなる治療が中止の対象となるのか問題となる．この点に関して，東海大学安楽死事件は，治療行為の中止の対象となる措置として，薬物投与，化学療法，人工透析，人工呼吸器，輸血，栄養・水分補給など，疾病を治療するための治療措置及び対症療法である治療措置，さらには生命維持のための治療措置など，すべてが中止の対象となり得るとしつつ，どのような措置を何時どの時点で中止するかは，死期の切迫の程度，当該措置の中止による死期への影響の程度などを考慮して，その治療が医学的にもはや無意味であるとの中止の適正さを判断し，自然の死を迎えさせるという目的に沿って決定されるべきであると述べている．また，日本学術会議臨床医学委員会終末期医療分科会「終末期医療のあり方について——亜急性型の終末期について」もほぼ同様の考えに立っている．なお，排尿・排便を含めた清潔維持は，患者の尊厳確保の見地から中止対象とすることは困難であろう．

4 終末期医療における安楽死・尊厳死の現状

安楽死・尊厳死が問題となった最近の裁判として，東海大学安楽死事件，川崎協同病院事件がある．その他，社会的に問題となった事件として射水市民病院事件，岐阜県立多治見病院事件などが挙げられる．特に岐阜県立多治見病院事件は，院内の倫理委員会が患者の意思を考慮して人工呼吸器取り外しを容認したものの，医師の刑事責任追及に配慮した院長が人工呼吸器の取り外しを許可しなかったところ，翌日に患者が死亡したと報道されており，終末期医療の混迷を表す事件と言えよう．これらの事件が発生した背景には，事故による即死などを除いた場合，医療先進国である日本においては多くの国民が何らかの形で終末期医療を受けるにもかかわらず，最近になるまで安楽死・尊厳死の問題に対する法的対応が十分に議論されてこなかったという事情が存在する．こうした状況に対し，2007年5月，厚生労働省から「終末期医

療の決定プロセスに関するガイドライン」が発表された．また，後記の各ガイドラインも公表され，徐々にガイドラインは整備されつつある．

5 ガイドライン

(1) 厚生労働省「終末期医療の決定プロセスに関するガイドライン」[5]

同ガイドラインは，名称からも明らかなとおり終末期医療の決定プロセスという延命治療の開始・中止（積極的安楽死を対象としていない）の手順に関する指針であり，最大の問題である終末期医療における具体的な判断内容に関しては対象としていない．

同ガイドラインは，医師など医療従事者から適切な情報提供がなされ，それに基づき，患者が医療従事者と話し合い，患者本人による決定を基本として，終末期医療を進めることが重要である旨指摘する．また，同ガイドラインは，患者の意思が確認できない場合には，患者の家族の言葉から患者の意思を推定し，患者にとって最善の治療方針を採ること，患者の家族の言葉から患者の意思を推定できない場合には，患者にとって何が最善であるかについて患者の家族と十分に話し合い，最善の治療方針を採ることを基本としている．

(2) 日本救急医学会「救急医療における終末期医療に関する提言（ガイドライン）」[6]

同ガイドラインは，救急医療の視点から延命措置を中止する方法についての選択肢を明示している．具体的には，終末期と判断した後の延命措置の対応に関し，まず患者本人のadvanced directives（事前指示）を確認し，その上で①家族らが積極的な対応を希望している場合，②家族らが延命措置中止に対して「受容する意思」がある場合，③家族らの意思が明らかでない，あるいは家族らでは判断できない場合，④本人の意思が不明で，身元不詳などの理由により家族らと接触できない場合について，判断の指針を提示するとともに，延命措置を中止する方法についての選択肢，救急医療における終末期医療に関する診療録の記載などについて解説している．

(3) 日本循環器学会他合同研究班「循環器疾患における末期医療に関する提言」[7]

同ガイドラインは，循環器の疾患類型に応じて，終末期治療において基本となる考え方，末期状態における治療の進め方などについて詳細に解説する．また，患者及び家族に対するケア，意思決定に対する支援についても解説しており，インフォームド・コンセントのあり方を考える上で参考になる．

(4) その他のガイドラインなど

日本学術会議・臨床医学委員会終末期医療分科会から「終末期医療のあり方について——亜

急性型の終末期について」，全日本病院協会から「終末期医療に関するガイドライン〜よりよい終末期を迎えるために〜」，日本集中治療医学会から「集中治療における重症患者の末期医療のあり方についての勧告」，「集中治療領域における終末期患者家族のこころのケア指針」，日本医師会から「終末期医療に関するガイドラインについて」などが発表されており，様々な場面における終末期医療に関するガイドラインが整備されつつある．

6　患者の自己決定権

(1)　自己決定権

　安楽死や尊厳死を許容する根拠として，患者の自己決定権や治療義務の限界が挙げられる．ここで言う自己決定権の内容は，「死への自己決定」ではなく，「耐え難い苦痛からの解放」，「それ以上の生を強制されないこと」などへの自己決定と考えられている[8]．生命の保護の必要性が認められる一方で，患者から同意を得ず治療行為を行った場合，専断的医療行為として傷害罪に該当する危険がある．また，同意を得ずに行った専断的医療行為が，患者の拒絶する治療である場合には，よりシリアスな問題となり得る．医療現場では，生命への保護と，延命治療を拒絶する患者の自己決定との間で悩ましい状況が生じ得るところ，こうした場合，前記のガイドラインなどを参照しつつ，目の前の患者にとってのあるべき終末期医療の姿を考えなければならない．具体的な状況における指針については，本書中の各論説が参考になろう．

(2)　代諾の可否

　意識不明や判断能力を喪失した患者による，終末期医療に対する自己決定の内容をいかに把握するかは悩ましい問題である．終末期医療の選択については，生命に関わる重大な内容であることから，たとえ患者の家族であっても自由にできるものではない．そこで，患者の家族から得た情報などを参考にして，患者の家族による決定としてではなく，患者本人であればいかなる終末期医療を希望するのか推定することになる．

7　リビング・ウィル

　リビング・ウィル[9]とは，自分の終末期において無用な延命治療を拒否する考えを，判断能力のあるうちに文書にしておくことを言う．リビング・ウィルの成立要件は，①自分の終末期における無用な延命治療を拒否する意思表示，②①の意思表示は，意思表示者が判断能力を有する際のものであること，③①の意思表示が書面によりなされていることである．終末期の延命治療の中止には，患者の自己決定権と治療義務の限界の視点が重要となり，リビング・ウィルは前者を判断する際の重要な資料となる．もっとも，リビング・ウィルの作成時点が延命

治療の中止の判断時点と時的に離れる場合，リビング・ウィルにより，判断時点における患者の意思を推定する力は弱くなる．そこで，リビング・ウィルの作成から一定期間が経過した場合には，改めて，最新の意思を示したリビング・ウィルを作成しておくことが望まれる．アメリカではリビング・ウィルに法的効力を付与する州も存在するが，日本では法的効力が付与されていない．

第2節　終末期の患者に対する介護と医師法17条

1　問題の所在

在宅の終末期患者に対して全介護が必要となる場合，常時，家族だけで対応することが困難であるため，介護業者の手を借りる必要が出てくる．こうした場面における介護業者が行う行為には，法律上難しい問題が生じている．

2　医師法17条

医師法17条には「医師でなければ，医業をなしてはならない．」と規定されており，これに違反した場合には3年以下の懲役や100万円以下の罰金が科され得る（医師法31条1項1号）．医師法17条で違法とされる医業とは，「当該行為を行うに当たり，医師の医学的判断及び技術をもってするのでなければ人体に危害を及ぼし，又は危害を及ぼすおそれのある行為（医行為）を，反復継続する意思をもって行うこと」（「医師法第17条，歯科医師法第17条及び保健師助産師看護師法第31条の解釈について（通知）」（平成17年7月26日　医政発第0726005号））とされており，裁判所においても同様の解釈がされている（最高裁判所昭和30年5月24日判決，東京高等裁判所平成6年11月15日判決など）．もっとも，「医業」に該当するか否かの判断は容易でなく，ある行為が医行為であるか否かについては，個々の行為の態様に応じ個別具体的に判断する必要があるとされている．

終末期医療の介護現場を考えた場合，在宅などの患者は，入院患者の場合と異なり，常時，看護師から診療の補助行為を受けることが困難である．患者の家族が対応するとしても，常時の介護による時間的，身体的，精神的な負担は著しい．そこで，介護業者に依頼することにより患者の常時介護を実現することになるが，この介護で行われる行為が医師法17条に違反しないか問題となる．この一例として，痰の吸引が挙げられる（以前は痰の吸引を介護福祉士などが行うことができなかったが，法改正により，一定の要件を満たした場合に為し得ることとされた）．終末期では，脳梗塞といった基礎疾患を原因とするほか，体力の低下などによっても痰が上手く飲み込めない状況が生じ，この結果，誤嚥により肺炎を発症することが少なくない．この誤

嚥の危険を放置しておくことは医療水準に沿わないものであり，倫理的にも問題が生じる．この痰の吸引は，気道にチューブを挿入して痰の吸引を行うことから，粘膜出血，吸引不足のために残った痰による窒息の危険などがあり得るため，医行為に該当してしまう．このため，介護業者がこうした行為を「反復継続する意思をもって行う」場合，医師でないにもかかわらず「医業」を行うことになり，形式的に法律を適用すると医師法17条違反に該当してしまう状況が以前にあった．看護師資格を有さない介護業者は，診療の補助行為としてこれらの行為を行うことができない（保健師助産師看護師法5条，同法31条）．しかし，介護業者で対応できないとなると，在宅において家族のなし得る対応にも限界があるため，介護現場は成り立たない．こうした現実を踏まえ，例外的に家族以外の者が痰の吸引を実施することが許容される扱いとされ（「在宅におけるALS以外の療養患者・障害者に対するたんの吸引の取扱いについて」（平成17年3月24日 医政発第0324006号）など），その後，社会福祉士及び介護福祉士法が改正され，一定の要件を満たせば，介護福祉士などが痰の吸引を為し得る旨規定された（社会福祉士及び介護福祉士法2条2項，同法48条の2，同法48条の3）．終末期の介護現場では様々なサービスが必要となるところ，いかなる資格者が，いかなる行為を為し得るか，また，立法及び行政がいかに介護現場の整備を進めていくかは検討されるべき論点である．

第3節　厚生労働省「終末期医療の決定プロセスに関するガイドライン」に沿った検討

1　患者の意思が確認できる場合

　患者がいかなる終末期医療を希望しているのか意思を確認できる場合，その意思にしたがって終末期医療を施すことになる．この前提として，患者が適切に意思決定を為し得るために，現在の病状，それに対する選択可能な治療法の有無及び効果，各治療によるメリット及びデメリット，予後などに関する十分なインフォームド・コンセントがなされていなければならず，医療現場ではこうした内容のインフォームド・コンセントが実践されている．この際，①医療情報は患者の個人情報にあたるため，患者の同意を得た上で，患者の家族に同席してもらう，②説明文を用いるなど患者の理解を助けるための工夫をする，③患者がいかなる意思決定をしたか明確にするため，希望する終末期医療を明記した同意書などを用いるといった工夫がなされている．また，④患者の意思は，時間と共に変わる可能性があるため，一定期間が経過した後，繰り返してインフォームド・コンセントを行い，最新の患者の意思を確認するよう配慮されている．

　なお，患者がリビング・ウィルを有している場合にも，患者に対してインフォームド・コンセントを行い，患者の意思を確認することが多いと思われる．リビング・ウィルを作成した後，

患者の意思が変わっている可能性があり，また，インフォームド・コンセントを受け，現状を理解することにより患者の意思が変わる可能性があることからすると，最新の患者の意思を確認することは重要である．

2 患者の意思が確認できない場合

終末期の患者がいかなる終末期医療を希望しているのか意思を確認できない場合，まず，患者の意思を推定することになる．この過程において，患者の家族からの情報は重要であり，患者の家族から患者の意思が推定できる場合には，その推定意思を尊重し，患者にとって最善の治療方針を選択することが基本とされている．もし患者の家族から患者の推定意思を判断できない場合には，一般的に患者は最善の対応を希望していると考えられることから，患者の家族と相談しながら，医学的な視点などを含め，患者にとって何が最善か判断し，この最善の治療方針に従って対応することが基本となる．患者に家族がいない場合には，最善の治療方針を検討し，これに従って対応することになる．

3 複数の専門家による検討

終末期医療の治療方針の決定に際し，医療従事者と患者の間，医療従事者間で合意を形成できない場合などでは，協議を繰り返すことを通じて最善の判断に到達できるよう努力されている．それでも判断に迷うときには，倫理委員会など複数の専門家からなる合議体による検討及び助言が利用されることがある．

第4節　まとめ

法律には，いかなる行為が違法となるのか明らかにすることを通じ，国民に対して行為規範を提示する機能がある．この行為規範が不明確であると，問題が生じた後に裁判所から判断されるまで何が適法な行為なのか不明となり，国民としては事前に行為の適法性の確証を得ることができず，法的に不安定な立場に置かれる．

現在，終末期医療のあり方に関して，これに従えば適法と保障される法律は存在しない（ガイドラインは法律ではなく，これを遵守すれば適法となるわけではない．尊厳死法案が議論されており，今後の動向が注目される）．それにもかかわらず，判断の悩ましい終末期医療において，不適切な安楽死，尊厳死が発生した場合，患者の死という結果に対し，患者の家族及び医療従事者が殺人罪（刑法199条）又は保護責任者遺棄致死罪（刑法219条）などの責任を追及され得てしまう．これに従えば終末期医療の問題を解決できる法律が存在しないのは，法律が国民に対して画一的に適用される規律を設ける性質のものであるところ，個別具体性の強い終末期医療

の各症例について，あるべき姿を画一的に規律することが困難なためである．もっとも，法律により規律することが困難であっても，終末期医療の各症例が解決できないわけではない．法律が明確な回答を与えていないとしても，終末期医療に直面した患者，患者の家族，医療従事者においてあるべき終末期医療の姿を模索し，患者及び患者の家族が納得できる医療に辿り着いたのであれば，法律に違反することなく目の前の症例を適切に解決したということになる．

　法律は完全なものではなく，また終末期医療のように個別具体性の強い事項は，法律による画一的な規律に馴染みにくい．だからこそ，患者，患者の家族及び医療従事者において，各症例に対し真摯に向き合い，あるべき終末期医療の内容を考えなければならない．この判断にあたり，前記ガイドラインは参考となるので積極的に活用することが望まれる．

【サイドメモ】

安楽死

　助かる見込みがないにもかかわらず耐え難い苦痛から逃れることもできない患者の自発的要請に応えて，医師などが患者を早く死なせることを言う．安楽死には，積極的安楽死・間接的安楽死・消極的安楽死がある．

・積極的安楽死：苦痛から免れさせるため意図的積極的に死を招く措置をとる安楽死．
・間接的安楽死：苦痛を除去・緩和するための措置を取るが，それが同時に死期を早める可能性がある治療型の安楽死．
・消極的安楽死：苦しむ状況を長引かせないため延命治療を中止して死期を早める安楽死．

尊厳死

　傷病により「不治かつ末期」になった際に，自分の意思で死にゆく過程を引き延ばすだけに過ぎない延命措置を止めてもらい，人間としての尊厳を保ちながら死を迎えることを言う．

注
1）井田良（1999）「生命維持治療の限界と刑法」『法曹時報』51（2）：359-383.
　井田良（2007）「終末期医療と刑法」『ジュリスト』1339：39-46.
　井田良（2009）「終末期医療における刑法の役割」『ジュリスト』1377：80-85.
　岩田太（2012）「治療の差し控え・中止と判断を支援するシステムの重要性」樋口範雄編『ジュリスト増刊　ケース・スタディ　生命倫理と法〔第2版〕』65-68，有斐閣.
　大内尉義（2012）「末期医療の事前指示と延命医療」樋口範雄編『ジュリスト増刊　ケース・スタディ　生命倫理と法』〔第2版〕62-64，有斐閣.
　大塚仁他編（2006）『大コンメンタール刑法　第二版　第10巻〔193条〜280条の3〕』青林書院.
　甲斐克則（2003）『安楽死と刑法』成文堂.
　甲斐克則（2004）『尊厳死と刑法』成文堂.
　佐伯仁志（2012）「末期医療と患者の意思・家族の意思」樋口範雄編『ジュリスト増刊　ケース・スタディ　生命倫理と法〔第2版〕』69-74，有斐閣.
　佐々木泉顕（2009）「生命の終末期と刑法」『緩和医療学』11（3）：70-75.
　辰井聡子（2009）「治療不開始／中止行為の刑法的評価――『治療行為』としての正当化の試み」『明治学院大学法学研究』86：57-104.
　田中成明（2008）「尊厳死問題への法的対応の在り方について――川崎協同病院事件控訴審判決を機縁

とする一考察」『法曹時報』60（7）：2043-2097.
塚本泰司（2009）「終末期医療のルール化は可能か──臨床医の立場から」『年報　医事法学』24：64-73.
中島弘他（2009）「延命拒否事例にみる患者の自己決定権と生の尊厳に関する考察」『脳神経外科ジャーナル』18（1）：35-40.
山口厚他[座談会]（2009）「現代刑事法研究会〔第1回〕　終末期医療と刑法」『ジュリスト』1377：86-112.

2）東海大学安楽死事件（横浜地方裁判所平成7年3月28日判決）『判例時報』1530：28-42.
3）川崎協同病院事件最高裁決定（最高裁判所平成21年12月7日決定）『最高裁判所刑事判例集』63（11）：1899-1903.
4）川崎協同病院事件控訴審判決（東京高等裁判所平成19年2月28日判決）『高等裁判所刑事裁判速報集（平成19年）』129-139.
5）厚生労働省「終末期医療の決定プロセスに関するガイドライン」（平成19年5月）http://www.mhlw.go.jp/shingi/2007/05/s0521-11.html.
　樋口範雄（2008）『続・医療と法を考える　終末期医療ガイドライン』有斐閣.
6）日本救急医学会「救急医療における終末期医療に関する提言（ガイドライン）」http://www.jaam.jp/html/info/info-20071116.htm.
7）日本循環器学会他合同研究班「循環器疾患における末期医療に関する提言」
　http://www.j-circ.or.jp/guideline/pdf/JCS2010_nonogi_h.pdf.
8）五十子敬子編（2007）『医をめぐる自己決定──倫理・看護・医療・法の視座』イウス出版.
　五十子敬子（2008）『死をめぐる自己決定について──比較法的視座からの考察』批評社.
9）石川稔（1989）「リビング・ウィルの有効性」『判例タイムズ』688：389-391.

第6章 生命の終わりの臨床現場におけるスタッフから見る「死生の際の困難と希望」

　終末期だからといって治療方針が変わるわけではない．どの治療期においても目標は患者のQOLを向上，維持することだが，治療やケアとして何が必要で何が不要なのかを常によく考えながら行動しなければならない．本項では，がん患者を診療している医師の視点から臨床現場における終末期の問題点について考察する．基本的な考え方は「がん」ばかりでなく生命に関わる疾患には共通しているので，自分なりの考えを醸成することが医療福祉の現場で役立つと考える．

【学習の要点】

・患者が求めるものは一人一人異なり，確認するには対話が必要である．
・QOLを重視した治療，ケアがどのような治療期でも目標である．
・個人個人で死生観は異なり，ケア提供者も死生観を持つことが重要である．
・健全なケアを行うためにはケア提供者も健全でなければならない．

キーワード▶ QOL，緩和ケア，デスカンファレンス

第1節　死と医療のかかわり

1　はじめに

　フィリップ・アリエス（Philippe Ariès, 1914-1984）は社会における死の概念について次の4つのモデルを立てて論じている．①飼いならされた死（古代～12世紀初期），②己の死（12世紀中期～ルネッサンス期），③汝の死（16世紀中期～19世紀），④タブー視される死（20世紀～）．
　中世初期から19世紀半ばまでに至る長い期間，死を前にした人々の態度の変化は極めて緩やかであった．しかしその後，伝統的な観念や社会の急激な変化が起こり，死はタブーの対象とさえなった．さらに，20世紀前半になると，近代国家における多くの人の死に場所は自宅で家族に囲まれての死ではなく，医療従事者が看とる病院での死となっていった．

2　日本の現況

日本では1977年病院死と在宅死が逆転し，現在は80％前後が病院内で亡くなる状況が続いている（図6-1）が，この現象には近代医学発展による積極的な医療の介入と社会の変化が反映している．以前は多世代同居で家庭内にも介護力があったが，核家族化，平均寿命の延長，独居高齢者の増加など介護力が低下する複数の要因が関与していると推測される．

この図6-1でもう一つ注目すべき点は，2006年以降は病院死の割合がわずかであるが減少傾向にあることである．

2010年の死亡者数は119万7066人と前年比5万5201人増加しており，さらに2040年から2050年にかけていわゆる「多死時代」になり，死亡数は2040年には166万人／年に迫ると推測されている．今後病床数は増えず，病院での死を迎えることも難しいものとなってくる．看取りの場所を示す図6-2で「その他」が増えていることは注目に値する．家でも病院でも老人保健施設でもない，居宅系と呼ばれる施設が増加して受け皿になっており，今後もその傾向が続くと推測される．

次に死因と死亡者数（図6-3）について述べる．がんは死因の1位で死亡者数は急速に増加して約1/3を占めているが，この図だけでがん対策が奏功していないとは判断出来ない．2006（平成18）年にがん対策基本法が制定され，その下にがん対策推進計画が策定されて，検診による早期発見への取り組み，抗がん剤，放射線治療の進歩など様々な対策が奏功した．そこで，がんの年齢調整死亡率は低下しているが，人口の急速な高齢化と，それに伴うがん罹患者増加のため死亡者数は結果として増加している．

3　日本における死因第1位——がん

がんの予後は，月単位，週単位，日単位から時間単位への変化の経過を辿ってゆくことが多く，他の疾患に比べ予測しやすい．

かつては日の単位の病状悪化の時期になって初めてモルヒネを使い，しかも使用方法が病状に合わず，病状の進行が急速で亡くなるため麻薬に対する印象が悪かった．筆者の経験では2010年より以前であれば，医療用麻薬の導入時に「なるべく飲みたくない」「麻薬を始めるということはもう最期なんですか」と言われることが多かったが，徐々にその頻度は低下している．その理由としてはここ数年での院内ばかりでなく様々な団体の緩和ケアのキャンペーンが，医療用麻薬の正しい知識の普及と医療用麻薬に対する抵抗感の減少に寄与しているからである．

過去に於いて，人は食べられなくなれば，寿命として自然に消えるように亡くなっていた．しかし，現代の医学の進歩は，治療（補正）技術の進歩と共に検査技術の進歩をもたらし，超音波検査，CTスキャン検査などで侵襲が少なく身体の内部の変化を観察できるようになった．

第6章 生命の終わりの臨床現場におけるスタッフから見る「死生の際の困難と希望」

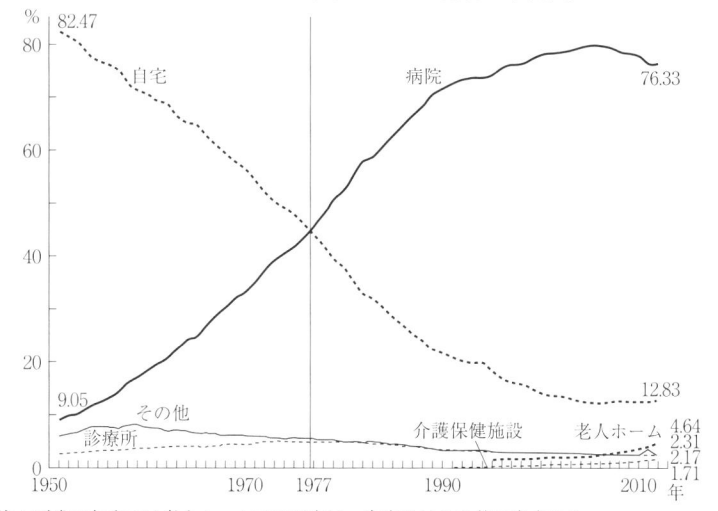

図 6-1 死亡の場所別にみた死亡割合の年次推移

注：平成6年までは老人ホームでの死亡は，自宅又はその他に含まれる．
　　がん患者に限れば自宅死亡は 2012 年には 8.88％に留まっている．
出典：厚生労働省人口動態調査 2012 年上巻 5-5 死亡の場所別にみた年次別死亡数より
　　　著者作図．http://www.e-stat.go.jp/SGI/estat/List.do?lid=000001108739.

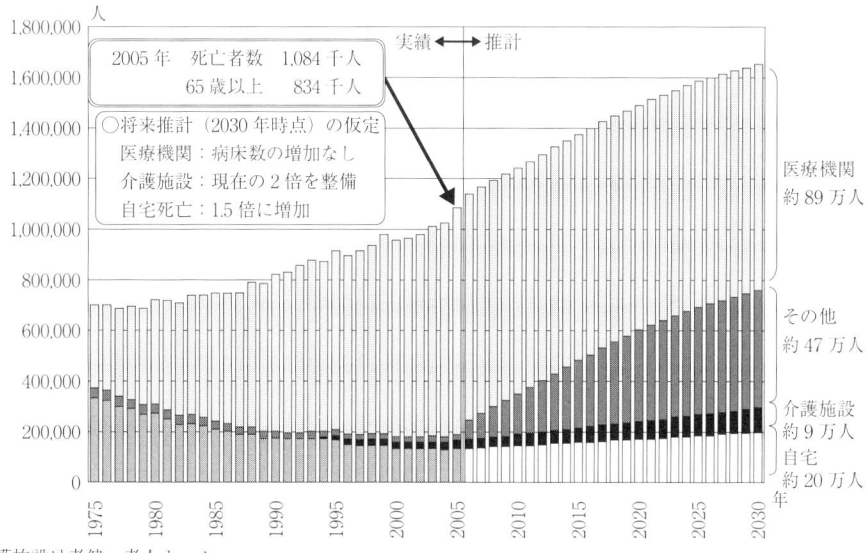

図 6-2　死亡場所別，死亡者数の年次推移と将来推計

注：介護施設は老健，老人ホーム．
資料：2005 年（平成 17 年）までの実績は厚生労働省「人口動態統計」
　　　2006 年（平成 18 年）以降の推計は国立社会保障・人口問題研究所「人口統計資料集（2006 年度版）」から推定
出典：http://www.zensharen.or.jp/zsr home/houkokusyo.pdf
　　　2007/2008 社会保険介護老人保健施設の今後の在り方検討会 "社会保険介護老人保健施設の今後の在り方について"
　　　（報告書 2008.6 社団法人全国社会保険協会連合会）p. 19.

図6-3 主な死因別にみた死亡率の年次推移

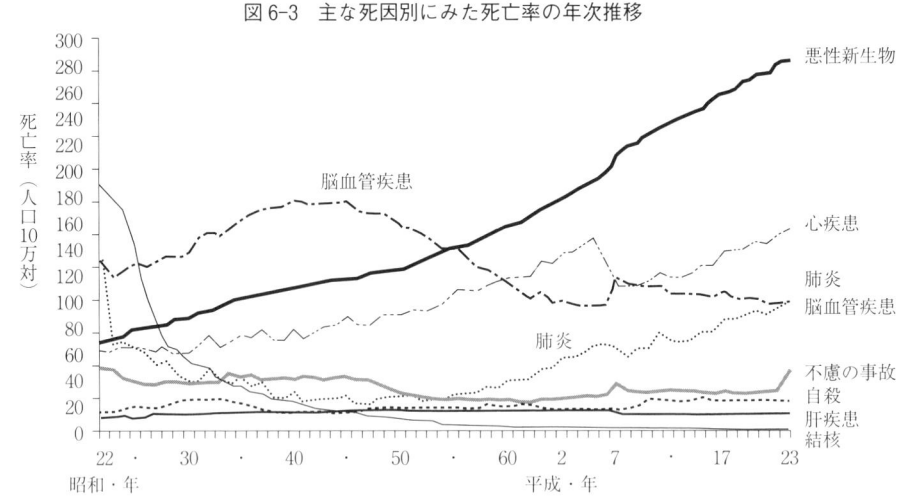

資料:厚生労働省大臣官房統計情報部「人口動態統計」
出典:http://www.mhlw.go.jp/toukei/saikin/hw/jinkou/geppo/nengai11/kekka03.html
　　　平成23年人口動態統計月報年計(概数)の概況.

　そのため何か異常が見つかればそれを修復しなければならない呪縛に,知らず知らずに患者,家族,医療者ともに囚われてしまう.点滴で脱水を補正したり,栄養を補給することが比較的簡単にできるようになり,自然に亡くなる道は閉ざされてしまうようになった.
　第2章に既述されているが,2007年5月,厚生労働省は,「終末期医療の決定プロセスに関するガイドライン」を公表し,終末期を迎えた患者に対して,医療従事者が最善の医療とケアを作りあげるためのプロセスを示している.2012年6月には,日本老年学会は「高齢者ケアの意思決定プロセスに関するガイドライン」を公表した.これは,終末期の意思決定をどうするか問い直す内容となっている.

第2節　終末期ケア

1　QOLとSOL

　終末期のケアとして代表的な緩和ケア,緩和医療というと,何か特殊な医療のように思われるかもしれないが,その基本的な考え方,目標は積極的な治療の考え方と何ら変らない.治療やケアの目標はどの時期においてもクオリティーオブライフ(Quality of life:QOL)の維持,改善を目指すことである.QOLは生活の質,人生の質とも訳され,その人らしい生活が出来ることともいえる.QOLを定量化することは難しいが大切な概念である.病期によって,医

療者は患者の治療・ケアとして何が一番ふさわしいかを考えて行動することが求められ，それはいかなる場面でも通用する考え方である．

SOL（sanctity of life）は，生命は存在それ自体で尊厳性，神聖さを備えているとの考え方である．たしかに生命は地球より重いと言われ，生命はそれそのものが貴いものであるが，かといって長くすることが必ずしも良いとはいえない．その問題が顕著になるのが終末期の医療の現場である．

抗がん治療を行う積極的治療期では生命予後を延長するように治療することがQOLを改善する意味を持つが，終末期ではSOLを重視して延命をしようとすればQOLは阻害されるという場面が存在する．呼吸不全の呼吸苦に対して人工呼吸器を使用して強制換気をすれば生命予後は延長する可能性はあるが，そのためには鎮静（麻酔）と筋弛緩剤が必要になり，他者とのコミュニケーションが出来ずQOLが高いといえるか疑問である．本人，家族および医療者が，命が尊いものだという立場に立てば，少しでも命の時間を延ばすために人工呼吸器を使用すべきだし，意識なく生かされていることを良しとしなければ人工呼吸器は選ぶことはできない．呼吸苦に対する他の方法として，生命予後を延長する可能性は乏しく眠気が生じる可能性があるが，モルヒネで呼吸苦を緩和する方法がある．よりQOLが保たれるのはどのような方法であろうか．確かにモルヒネも使わないで自然の経過に任せるという方法もあるが，息苦しさは想像を絶するもので，とてもQOLは高いとは思えない．

終末期には自分の意思を表現できなくなることはよくあり，どのように過ごしたいかあらかじめ家族と話したり，書面で残すなどの対策が必要である．人によって大切にしていることは異なるので，私たち医療者は自分の価値観を押しつけず，相手（患者，家族ばかりでなく医療者も）の価値観を尊重することを普段から心がけなければならない．近年では「エンディングノート」が各種発売され，自身の死のことを正面から考える風潮も出てきた．今後は更に人々の意識が変わり，自分の受けたい医療やどう過ごしたいかをあらかじめ考えておく人も増えていくであろう．

1990年頃まではがんを告知することは珍しいことであったが，現在では告知しないことの方が少ない状況になっている．かつて病状の説明は医療者が一方的に説明するもので「ムンテラ」と呼ばれていた．ムンテラMundtherapieとは和製ドイツ語で，直訳すれば「口での治療」で，語感として言葉で患者を丸め込むイメージは否定できないが，現在では「説明と同意」informed consent（IC）が広く行われている．今後は将来の意思決定能力の低下に備えて，治療・療養について医療者・家族とあらかじめ話し合い，生前の意思表明と代理人の決定を行うadvanced care planning（ACP）と呼ばれるプロセスも普及してくるのではないだろうか．

2　ホスピス，緩和ケアチーム

終末期と聞いてホスピスを思い浮かべる人も多いだろう．近代的ホスピス・ケアの基礎は

1967年のシシリー・ソンダースが設立したセント・クリストファー・ホスピスに求められ，日本では1973年からの柏木哲夫による淀川キリスト教病院の取り組みに源を求められる．独立型の施設としては聖隷三方原病院が1981年に開設されている．この様にホスピスは施設，場所を示す場合もあるが，症状緩和に難渋する場面であらゆる面からQOLを改善しようとする理念，精神，心構えを指すこともある．それが家であれば，在宅ホスピスといわれるが，現在のところ周知度は高いとはいえない．

　イメージや実態はどうであれ，ホスピスは死ぬための場所ではない．たとえそこで亡くなる人が多くても，死を待つ場所ではなく，生きることを支えるところである．2012年度の診療報酬改定でも，緩和ケア病棟は家に帰るまでの症状緩和も強化するように改定がなされ，終の棲家のイメージは払拭されつつある．

　ホスピスケアの一例を示す．終末期は食事量が徐々に減ってくることが多いが，食事が食べられなければ体力が落ちると思い，命が終わるのでないかと患者も家族も考えてしまう．食事量が減ってきたら，摂食量を「1割ですね」と我々は何気なく評価するが，患者にはどのような思いが惹起されるであろうか．本人は努力するが食べられず，焦燥感を感じ，家族，医療者から「食べなければ元気になりませんよ」，「頑張って食べましょう」と言われれば罪悪感さえ感じてしまう．さらに，食べ物を残すこと自体にも罪悪感を感じることもある．特に年長者にはその傾向が強い．面談，診察して食事量が増やせる余地がなければ「無理して食べなくて良いですよ」と話すと，「楽になった」と呪縛から解放されたようにホッとした顔つきになることがある．この様なときは配膳で極少量とし，「全部食べられましたね」と伝えたらどうであろうか．患者がどう感じるかまで考え接することが重要であり，事実が変えられなければ，捉え方，考え方を変えるのも一つの方法である．

　尚，一般病院では緩和ケアチーム（palliative care team, PCT）が置かれ，活動しているところもある．身体的，精神的症状緩和や社会・経済的，スピリチュアルな問題を患者，家族と一緒に考え，支えていく多職種からなるチームで，がん診療拠点病院には設置が義務づけられているが，活動の内容は各病院によって異なっている．

3　治療，ケアの原則

　患者に対する治療方針，それはQOLを保つことが究極の目標であり，終末期だからといって治療の本質を変えているわけではない．病状によって異なる，ときには正反対の治療（または差し控え）であっても目標は同じである．積極治療期であれば，生命予後を延ばすことがQOLを改善することとほぼ等しいため，異常があれば補正することになるが，終末期には生命予後を延長することとQOLを改善することが等しいとは限らない．

　一例を挙げる．ある実習生が60歳代男性の肺癌・多発骨転移の症例を受け持つこととなった．傾眠，せん妄があり緩和ケアチーム（palliative care team, PCT）が依頼され，採血検査で

高カルシウム血症（高 Ca 血症）が指摘された．全身の栄養状態は急速に悪化し ADL（activities of daily living）の低下，腎機能の低下，蛋白合成能の低下があり，いわゆる悪液質 refractory cachexia の状況であった．生命予後は 2 週間と予測された．PCT は，傾眠があるものの，疼痛などの身体症状はコントロールされていると評価し，症状緩和のために治療の変更は不要，高 Ca 血症の補正はしないとの推奨がされた．

実習生からは，なぜ高 Ca 血症の補正治療を行わないのかとの疑問が発せられた．

がん終末期には高 Ca 血症が起こることがある．高 Ca 血症は嘔気，意識障害（眠気，せん妄），不整脈などを起こすことがあるが，この意識障害のため疼痛などの苦痛を感じる感覚が低下する．検査値で高 Ca 血症があるからと短絡的にカルシウム値を低下させれば，意識障害は改善するが痛みは感じやすくなる．その場合には医療用麻薬の増量などで対処しなければならなくなって，コントロール不良となり，急に意識状態が変化するためコントロールが難しくなることがある．麻薬の増量をするが症状が緩和されたところで結局傾眠となることも多い．いったん疼痛コントロールが崩れても改善する時間が残されていない可能性も高い．

出来る治療があるのに行わないと選択した時に，本人，家族，スタッフの気持ちはどうであろうか．出来ることと実際行うことの間には考えるという過程があり，ケアをする際にはその段階が一番重要である．難しい辛い選択ではあるが，総合的に考えた時に QOL を改善できるかどうかを話し合わなければならない．

4　生きるということ──医療従事者からの提案

食べること，移動すること，自分で排泄することが出来なくなった時には，人は落胆し，更なる機能喪失への恐怖，尊厳の危機，生命の危機を感じる．人が人である理由，人としての存在意義，それが脅かされたときに人は恐怖を感じる．誤嚥するのに食べたい，食べさせたい，転倒するかもしれないのにトイレに行きたい，息苦しくなるのにトイレに行きたい．このようなジレンマが生じる場面によく遭遇する．安全を考えれば，食べない，歩かないのが一番だが，果たしてそれでいいのだろうか．病状が進めばそれまで出来ていたことが出来なくなることは当然のことであるが，患者の立場に立てば，機能が奪われていけば病状の進行を自覚せざるを得ず，人としての尊厳を喪失していく絶望的な気持ちになる．実際の患者個々の状態によってその答えは変わってくるが，関わる者でどうすればいいのかを考え，患者，家族に提案，相談してみてはどうだろうか．

このような場面では，多方面からの視点が重要になり，チーム医療の実力の発揮場所である．一人の独断は間違った方向に導いてしまう可能性があり，控えなくてはならない．医療の現場においても主治医の独断ではなく，診療チームとしての判断が望まれている．独断が偶然良い結果を生んだとしても，次に良い結果を生むとは限らない．時には best を目指すより better を目指すことの方が現実的な対応となることもあり得る．

第3節　死生観

1　患者に「死にたい」と言われた時——死にまつわる話題

　患者に接していると「死にたい」と言われる時がある．突然言われれば慌ててしまうかもしれないが，話しにくい死の話題を患者から話し始めてくれることは好機と捉え，何故死にたいと言っているのかを充分話して，その理由を追究することは重要である．「この痛みの辛さが続くなら死にたい」と話すことがある．これは希死念慮というより，苦痛からの逃避の意味合いが強い．身体的苦痛があるなら疼痛緩和をはじめとする症状コントロールを適切に行えば死にたいとの発言が無くなることは多い．不安などを表出，抑うつ症状が前面に出ることがあるが，コントロールされていない身体症状が存在する時にはまずそれを改善することを考えるべきである．身体症状をコントロールせず精神症状を改善，精神的ケアだけを行おうとしても難しい．

　患者が「死」の話題をする時は，話す相手を選んでいる．この人なら聞いてくれそうだと考えながら話すのである．聞く側にとっては辛いと思うが，その場から逃げようとすれば，「やっぱり話してはいけなかったのだ」という印象を与えてしまい二度と話題に出来なくなることもある．なぜ死の話題を出したのかを考えながら傾聴する姿勢が重要である．

　「死」の話をすると自死が多くなるのではないかと心配している読者もいるかもしれないが，実際は逆で，死の話題を避ければ，つらさを表出できなくなり自死の危険は増す．自死するために具体的な方法・手段を考えているなら，精神科医師など専門家の手助けを求めなければならない．

　抗がん剤治療を中止し，症状緩和治療に専念するようになった患者から，「元気になるのではないか」，「治るのではないか」など一見病状に矛盾した発言が聞かれることがある．そんな時に「ご自分の死について，まだ受け入れられていません」このような評価が必要であろうか．いつまでも自身の死を受容出来ないことはよくあり，意識が無くなる時まで悩み続けてもおかしくはない．

　エリザベス・キュブラー・ロス（Elisabeth Kübler-Ross, 1971）は死の受容に至る5つのプロセス（否認，怒り，取引，抑鬱，受容）を提唱したが，一方向に進むものではなく，各段階を行ったり来たりすることもよくあるし，受容を迎えないこともある．ロスはこの5段階が単純化されることを警戒し，人生の目的は「5段階」以上のものであると強調している．それまで医療の中でないがしろにされがちだった，死にゆく患者を正面から捉えたことにキュブラー・ロスの研究の意義がある．更にアルフォンス・デーケン（Alfons Deeken, 2011）はそのプロセスに期待と希望を追加することを提唱している．

患者の理解・受け入れが悪い時に杓子定規に説得を患者に試みれば，かえって医療者と患者の間に溝が出来たり，深まったりする．どんな危機的状況でも希望を持つことは悪いことではないし，奇跡を願うことは良くあることで否定はできない．医療者が患者の思いを受け止めることは大切なことである．私たち医療者は患者の気持ちの変容を信じて待つことも必要である．

2 死生観

臨死期に近い患者の許を訪問すると，時に死の話題となることがある．漠然と恐いとの表現が多いが，あの世・黄泉の国を信じる人もいるし，花園を想像している人もいる．あの世で先に亡くなった人と会いたい・楽しみと語る人もいる．死・死後の感じ方・考え方は千差万別だと思われる．

症例を提示する．70歳代女性，進行肺癌患者の精神的ケアの依頼が緩和ケアチームにあった．訪問すると，ベッドの端を整えて座るように勧めてくれた．穏やかな表情で死について自ら語った．主治医はその患者が死に対して恐怖を感じているのではないかと心配していたが，本人は「死は恐くない，楽しみ」と語った．その夜喀血があったが，翌日も同じようにベッドの端に座るように勧められた．普通なら恐怖を感じてもおかしくない喀血という経験をしても，かえって医療者の慌て振りを茶化して話してみせたのは，度胸が据わっていたのだろうか．再度の喀血でその夜急逝した．訪問して話したのは結局2日だけだったが，彼女には死後の世界の確信があった．この彼女にとって生と死は対立概念ではなく，両者は連続するもので死は単なる通過点であった．

死亡数日前，特に死亡前日あたりから「私はもう死にます」とか，「今までありがとうございました（訪問の感謝と別れの言葉）」，「明日はもういません」「もう駄目です」等それまでにない発言が聞かれるときがある．私たちは客観的に病状を見て，臨死期を知るが，患者は自分が亡くなることが主観的に分かるのであろう．今まで感じたことのない感覚を感じてこう発言していると思われることがある．終末期には徐々に意識障害を来すことは多いが，時に臨死期まで話せる人もいる．そのような時には，否定せず聴いて，辛くなく過ごせるようにすることを約束，保証して面談を終了している．

せん妄など意識障害で，亡くなった筈の両親が来た等と語れば，お迎え現象と表現する人もいる．お迎え現象にどのような意味があるのか，どのように解釈するのかはここでは詳説しないが，主観的に自分の死期を悟ることとの関連性と，来世への連続性を考えさせられる．

患者の歩いている道はこれから私たちが歩む道でもある．筆者は「もうすぐそちらに行きます」という気持ちで接することを心がけている．患者から死生観が語られることがあるが，人によって内容は様々で，時間，状況と共に変化することもよくある．死生観が語られたなら，時間をとって聴くようにしているが，意見を求められているわけでもなく，聴くだけでも充分ケアになっていると考えている．ケアする側の人間も死生観を持つことは重要であるが，自分

の死生観を押しつけることは避けなければならない．

　社会，家族の変化と共に死生観も変化してきた．死生観は様々な要素に影響を受けている．核家族化，個性の尊重，宗教の喪失，コミュニティの崩壊・解体，高齢独居世帯の増加，老々介護，認々介護，核家族化，少子化など多彩な要因が影響している．近代医療・医学の発達，更に科学の発展は，疾病，異常は必ず克服できるような幻想を抱かせてしまった．

　私たちが死生観を形成するのに死別体験は重要である．小児期の死別体験の多くは祖父母と推測されるが，現在では病院で亡くなることが多く臨終の場面に立ち会うことは少ないかもしれない．

　1960年前後生まれの世代までは，家の中で祖父母が亡くなるのを見たことのある世代で，それ以降の世代では看取りを体験したことがない可能性が高い．それは図6-1で見たように病院で亡くなることが多くなり，病院の看取りの場面には子供は同席を許されない場合が多いからである．闘病中の患者から子供を引き離すことは「死」の経験を乏しくすることになり，疎外感から心の傷が後々まで残るなど子供の情緒を不安定にする可能性がある．その反省を踏まえ，がんの家族を持つ子供の支援の動きもある．前述の1960年前後生まれの世代は現在，親ががんの好発年齢となり，家族として終末期ケアを行っていることも多いと想像されるが，死生観の未熟さ故に困難感を抱くことも多い．

　中には医療，福祉，介護の職場に入職してから，初めて「死」の場面に立ち会う人もいるだろう．初めての死別体験にどうしていいのか分からなかったという意見もよく耳にする．先輩は通常の業務と同じように死の場面をやり過ごしているように見えるが，入職した当時は同じだったかもしれない．感じた思いを同僚や先輩と話してみてはどうだろうか．それが死生観を醸成する第一歩となろう．

第4節　患者以外へのケア

1　家族ケア，遺族ケア

　予後が1か月を切ってからのがんの進行は速く，病状を客観視できなくなるため，本人，家族の気持ちは病状の進行の速さに，ついていけなくなる傾向がある．理解してもらおうとして丁寧に説明することは重要ではあるが，他人から押しつけられた情報は俄には信じ難い．心から受け入れてもらうためには，家族にまず思いや感じていることを表出してもらうことが重要である．「この頃ご覧になっていかがですか」「先週と比べていかがですか」等を問いかけ，この会話の中で「日毎に体力が落ちて」，「動けなくなってきて」，「○○がだんだん出来なくなって」など家族が日々感じていることを声に出して表出してもらうことによって，患者の病状を確認・認識してもらう．その上で今後もその速さで変化が続くことを伝え，患者，家族にどの

ような気持ちが惹起されるか考えながら，その思いに寄り添ってケアしていくことが肝要である．

　終末期には様々な人間模様が顕在化してきて，それまで保ってきた家族の関係から歪みが表面化することがある．それまでに築き上げてきた関係であるから，短期間の関わりしかない医療者が深入りすることは出来ないが，医療者は本人と家族との間の緩衝役となることがある．また，家族にさえも迷惑をかけたくないと思う本人と，何かをしてあげたいと思う家族の葛藤の板挟みになったり，調整役になったりすることがある．古来日本には「阿吽の呼吸」「一を聞いて十を知る」という言葉が示すように，言わなくても分かってもらえる筈という文化が存在する．日常生活ではそれでもなんとか通用しているが，非日常である終末期の患者—家族間，患者—医療者の関係では，実は通じていないことがよくある．患者，家族の状況を概観できる医療者のアドバイスでスムーズに事が進むこともある．

　患者本人と家族間でも告知，終末期，臨死期に関する希望は異なっていることが多い．いわゆる good death study が示すように，多くの人が共通して大切に思っていることもあるが，人によって大切に思うこと，希望することが異なることも多い（Hirai, 2006, Miyashita, 2007）．家族に気兼ね，配慮して本心が言えない患者も多い印象をうける．多くの人が在宅で看取られた時代では，親は子に介護してもらい，「迷惑をかける」のが当たり前だったが，今は家族のことを思い，「迷惑をかけたくない」という考えに支配されている．

　終末期，臨死期に私たち医療職でさえ何をやっても後悔がないということはない．ましてや家族にとっては分からないことばかりである．家族は何かをしてあげたいのに，何をしていいのか分からない，自分のしていることが正しいのかどうか分からない，役に立っているのかどうか分からないと悩んでいることがある．家族の多くは客観的に評価されることがないため，自分たちの行動が患者に対して役立っているのか分からず不安になっていることも多い．家族は患者のことを近くでよく観察しており多くは間違ったことはしていないので，医療者は家族に「それで充分です，続けて下さい」と充分に役割を果たしていることを伝え，保証を与えることが重要である．

　患者が亡くなった後，家族は遺族と言われるようになるが，家族もまた緩和ケアの対象とされながらも充分なケアが行われていないのが実情である．家族は第2の患者といわれるが，患者が亡くなれば医療者は家族と会う機会は無くなる．医療者が出来ることは，患者が亡くなった後，家族に悲嘆が現れることを見越したケアを患者の闘病中から行うことであろう．患者ばかりでなく家族も悩み，病んでいることも多い．時に家族も不健康（特に精神的に）となりやすく，疲れも蓄積しがちである．

　日本人，特に高齢の男性は言葉に出して自分の気持ちを表現することが苦手であったりする．患者から家族に「ありがとう」「愛してる」とあえて言ってもらう支援をすることがある．そのように患者が感謝を伝える仕事を手伝い，家族にとってのグリーフケアを始め，患者が亡くなった時には，家族の労をねぎらうことも重要である．

グリーフケアの詳細については第13章で詳細に述べられているのでそちらを参照していただきたい．

2　スタッフケア——バーンアウトの予防

献身的にケアを行っても患者は亡くなる．元気に退院する状況とは異なり，死という結果ばかりに目がいってしまうと不達成感に襲われる．そのような状況でスタッフに無力感，虚無感が生じやすいが，心の奥に抱えたまま仕事を続けていることが多く，外見からはわかりにくい．この問題が一旦表面化してしまえば改善は難しく，離職に繋がることも多いため予防が大切である．

慢性的で絶え間なくストレスが持続すると，意欲は無くなり，職務怠慢をもたらし，心因性（反応性）うつ病となることもある．このような状態のことは燃え尽き症候群（バーンアウト症候群 Burnout Syndrome）と呼ばれていて，献身的に努力した人が期待した結果・報酬が得られなかった時に無力感または欲求不満を強く感じる状態である．

バーンアウトを予防するには次の3点が重要である．

1点目は前述のように自分なりの死生観を持つことである．

2点目はストレスを溜めないことである．勤務時間は精一杯ケアを行うが，いったん職場から離れたら，患者のことは忘れ，ストレスの発散を行えるようにしなければならない．患者のことを忘れて自分だけで楽しむことに罪悪感を感じてしまうこともあるが，心から楽しめる事があることが健全な心を保ち，健全なケアを行う上では重要である．私たちが健全でなければ健全なケアは出来ない．人によってストレスの発散法は異なるので，自分なりの方法を見つけることが重要である．

3点目は1人で悩む必要は無いということである．このためにはチーム医療が重要で，スタッフ間での情報共有とケアの統一が図られれば，全体のケアは充実する．スタッフの1人しか出来ない素晴らしい専門的ケアよりも，すべてのスタッフが出来る普通のケアを常に提供することが総合的には優れていることもある．ベストな方法よりベターな方法を選択することも必要になることもある．症状が0（ゼロ）とならなくても，支障なく生活が出来ているのであれば，それをゴールとすることも考えなければならない．実現できない目標が患者も医療者も苦しめてしまうことがあるので注意を要する．

死亡症例検討会（デスカンファレンス，以下デスカンファ）がスタッフの孤立を防ぎ，バーンアウトの予防に有用であるため積極的に取り組んでいる施設も多い．デスカンファは看取りの体験を共有するとともに，単なる反省会ではなく，思いの吐露・共有をする振り返りの時間，区切りを付ける時間でもある．誰でも悔やまないことはない．陰性感情を抱くこともある．陰性感情とは怒り，恐れ，憎しみ，嫌悪感，後悔，不安，自信喪失，孤独感などの感情で，普段は抑圧されて前面には出てきていないこともある．患者に対する陰性感情を抑えながらケアを

すれば，ストレスは倍増してバーンアウトにも繋がりやすい．客観的に自分を見られる人は少なく，他者からの評価を受けることは重要である．出来なかったことには気付きやすいが，自分で出来ていたことは指摘されて気が付くことが多く，同僚と話すことは重要である．

第5節　おわりに

　ケアは結果でなくその過程が重要であり，更に突き詰めればどう考えるかが重要である．常に考える姿勢にこそ価値がある．

　孤軍奮闘すれば患者，家族，他の医療者の板挟みになることがある．私たちが行っているのはあくまでチーム医療である．医療者側から患者に一方的にケアを提供していると私たちは考えがちであるが，反対に患者から医療者がケアされてもいる．患者から語られる「ありがとう」がどれほど心強く，癒され，嬉しいものか．それは仕事を続けていく上でインセンティブ（Incentive）になり得る．仕事が辛い，忙しいと思いつつ，感謝されれば癒され，明日からもケアを続けていこうという気になるものである．

　効率的にケアをするためには人的資源，時間は限られている．限られた時間（患者の生命予後，医療者の勤務時間）の中で本当に良いケアは何か，何が必要とされているかを考えたり，本人に確認することも必要ではないだろうか．

　ケアとして何が必要で，何をして欲しくないか．何かをすることが良いこともあればしないことが有効なこともある．患者に何もしてあげられないことで家族が困惑している場合には，傍にいるだけでも良いことを伝えることが有効で重要である．

　全人的医療・ケアが強調されているが，疾病ではなく患者自身，さらに患者の生活・人生にも興味を持つことは頭で考えるほど簡単なことではない．何が患者にとって必要なのか，QOLを向上するにはどうしたら良いか等を常に念頭に置きながら治療，ケアに当たらなければ，ケアの方向を見失うこともある．前述したが，特に，終末期には，SOL向上がQOL向上とは限らず，考える過程が重要となってくる．「出来ること」と「実際行うこと」は異なっていることもある．症状のことばかりでなく，様々なことに興味を持って話してみると，患者が今まで大切にしてきたものが見えてくる．それがケアのヒントとなると考える．

【サイドメモ】

Randi Paush の最終講義

　カーネギー・メロン大学の教授で，自ら膵臓癌に冒されながら亡くなる10か月前に行った最終講義が話題となった．映像はインターネット上でも無料動画サイトで閲覧できる．DVD付きの書籍にもなっているので閲覧してみてはいかがだろうか．

　We can't change it, and we just have to decide how we're going to respond to that. We cannot change the cards we are dealt, just how we play the hand.

事実は変えられなくても認識は変えられる．配られたカードは変えられなくて，我々はそれで勝負をしなければならない．

悲嘆の過程

デーケン（2011）は悲嘆の過程にも以下の12段階を提唱している．

精神的打撃と麻痺状態／否認／パニック／怒りと不当感／敵意とルサンチマン（恨み）／罪意識／空想形成・幻想／孤独感と抑うつ／精神的混乱とアパシー（無関心）／あきらめ―受容／新しい希望―ユーモアと笑いの再発見／立ち直りの段階―新しいアイデンティティーの誕生

参考・引用文献

Hirai K et al.（2006）"Good death in Japanese cancer care: a qualitative study," *Journal of Pain and Symptom Management*. 31（2）: 140-147.

Miyashita M et al.（2007）"Good death in cancer care: a nationwide quantitative study," *Annals of Oncology*. 18（6）: 1090-1097.

アルフォンス・デーケン（2011）『新版 死とどう向き合うか』144-148．NHK出版．

エリザベス・キューブラー・ロス／川口正吉訳（1971）『死ぬ瞬間』読売新聞社．

エリザベス・キューブラー・ロス，デーヴィッド・ケスラー／上野圭一訳（2007）『永遠の別れ――悲しみを癒やす智恵の書』日本教文社．

フィリップ・アリエス／伊藤晃，成瀬駒男訳（1983）『死と歴史――西欧中世から現代へ』みすず書房．

ランディ・パウシュ，ジェフリー・ザスロー／矢羽野薫訳（2008）『最後の授業 DVD付き版 ぼくの命があるうちに』武田ランダムハウスジャパン．

第7章 自殺と自傷行為

　本章で述べたいことは，自殺と，リストカットなどの自傷行為とは異なる行動であること，そして，それにもかかわらず，自傷行為は，たとえそれが自殺以外の意図からなされるものであったとしても，将来における自殺の危険因子であるということである．また，自傷行為と自殺の中間に位置するものとして過量服薬があること，さらに，飲酒，過度の喫煙，摂食障害といった，自己破壊的な意図が明らかでない行動，自傷行為，過量服薬，狭義の自殺行動とは，いわば連続した自己破壊的スペクトラムをなし，自分を大切にできないことの延長に自殺という現象があることを理解する必要がある．

【学習の要点】

- 典型的な自傷は自殺以外の意図から行われ，最も多い意図は不快感情を緩和するというものである．
- 自傷は自殺とは異なる行動であるが，長期的には自殺に結びつく可能性が高い．
- 自傷と過量服薬はしばしば同じ人物に同時に認められることが多いが，過量服薬はより自殺に近い性質を持っている．
- 自傷経験のある若者のなかには，自己切傷以外に多岐にわたる，「故意に自分の健康を害する」行動をくりかえすものが少なくない．
- 自傷をくりかえす若者における最も根本的な問題は，援助希求性が乏しいことである．

キーワード▶自傷行為，過量服薬，自殺，自己破壊的行動スペクトラム，自殺の対人関係理論

第1節　自傷と自殺の違い

　人が自らを傷つけるのには様々な理由がある．Matsumotoら[1]の調査によれば，故意に身体表面を刃物で傷つけた経験のある者のうち，55%が不快感情を緩和することを目的としてその行為におよんでおり，18%が自殺を意図して，そして同じく18%が自分の意図を他者に伝えたり，他者の行動を変化させる（意思伝達・操作）などの目的から，その行為におよんでいたという．このことは，人は自殺の意図から故意に自分の身体を傷つける人もいれば，それ以外の目的から身体を傷つける者もいることを示している．前者は自殺に分類される行動であり，後者は自傷行為に分類される行動である．

　もう少し正確な定義を確認しておこう．自殺企図は，致死的な目的から，致死性の予測を持って，致死性の高い損傷を自らの身体に加える行為であり，一方，自傷行為とは，自殺以外の目的から，非致死性の予測を持って，故意に非致死的な損傷を自らの身体に加える行為を指す[2]．その意味で，自殺企図と自傷行為とは峻別されるべき行動といえるのであるが，非致死

表7-1　自殺と自傷の違い（WalshとRosen, 1988を一部改変して引用）

	自　殺	自　傷
刺激	耐えられない心の痛み	間欠的にエスカレートする心の痛み
ストレッサー	心理的な欲求充足の挫折	心理的な欲求充足の延期
目的	耐えがたい問題に対する唯一の解決策	短期間の改善を獲得する方法
目標	意識の終焉・喪失	意識の変化
感情	絶望感　無力感	疎外感
認知の状況	視野狭窄	崩壊・分裂
行動	永遠に続く苦痛からの脱出口	正気への再入場口

的な自傷行為といえども，それがエスカレートする中で自己コントロールを失って致死的な結果を招くこともあり，自傷行為は長期的には自殺の危険因子であることを忘れてはならない．事実，Owensら[3]は，10代における非致死的な自傷行為のエピソードは，10年後における自殺既遂による死亡リスクを数百倍も高める可能性を指摘している．

　自殺企図と自傷行為との違いについて，メタ心理学的な視点からも整理しておきたい．Shneidman[4]は，自殺企図に関して，自殺を考える者は，その苦痛の特徴として，耐えられない，逃れられない，果てしなく続くといった点を挙げ，もはや自力ではどうにも状況を変えることができない絶望感と無力感の中で，自らを傷つける意図は「意識を終わらせる」ということにあり，自殺が苦痛から逃れる唯一の最終的な解決策でしかないと確信する，「心理的視野狭窄」の状態に陥ると指摘した．その意味で，自殺とは，「永遠に続く苦痛からの脱出口」と名付けることができるであろう．

　自傷行為はこれとは異なる．WalshとRosen[5]は，Shneidmanの知見をふまえて，自傷行為と自殺企図の差異を明らかにしている（表7-1）．WalshとRosenによると，自傷とは，間欠的な苦痛を一時的に緩和する試みであるという．すなわち，自傷を行う者の苦痛は間欠的・断続的な性質のものであり，そのような不快な意識状態を短期間だけ変化させ，混乱した意識状態の再統合を意図して，自らを傷つけるわけである．自傷行為が持つこうした機能のことを，Favazza[6]は，「正気への再入場口」と呼んでいる．

第2節　わが国の若者における自傷行為

1　自己切傷と過量服薬の発生率

　わが国の年間3万人を超える自殺者のうち，20歳未満の若年者は約2％と少ない割合であるが，600人近くの若年者が1年間に自ら命を絶っているのは看過してはならない事実である．近年では10代，20代の自殺が増加しており，若者の自殺予防は喫緊の課題であるといえる．そして，自傷行為や自殺企図といった自らの身体を傷つける若者を支援していくことは，精神科臨床，学校保健の重要な自殺予防に関連した課題となっており，彼らの将来的な自殺を予防

するといった観点からも，重要な領域であるといえる．

自傷行為の様式として最も多いのは，リストカットのような故意に身体表面を刃物などで切るというタイプの自傷行為（自己切傷）と，医薬品の過量服薬である．国内の研究では，中学生・高校生の10%前後に自己切傷の経験があり，女子が男子よりも自己切傷の経験が多いことが明らかにされている[7)8)9)]．また，過量服薬は，自己切傷を繰り返す患者に高頻度にみられ[10)11)]，自傷行為以上に周囲に気づかれやすい．実際，自ら身体を傷つけて救急医療機関に搬送される患者の大半が，向精神薬の過量服薬によるものであり[12)]，それだけに，周囲の反応——怒りや敵意，同情や慰撫など——によって強化を受けることでエスカレートしやすいという特徴がある．

Izutsuら[13)]が行った高校生を対象とした無記名のアンケート調査では，対象者696名における自己切傷の経験率は男子8.2%，女子23.5%であった．また，過量服薬の経験率は男子0.8%，女子7.6%であった．そして自殺企図の経験率は男子3.3%，女子13.4%であった[13)]．全体でみると対象者の15.4%に自己切傷の経験があり，各行為の経験率で女子の割合が高くなっているのは，先行研究とほぼ同様の結果であるといえるだろう．なお過量服薬の経験者のうち，自己切傷を経験している者は82%であった．さらに，自殺企図者のうち，自傷行為を経験している者は73%，過量服薬を経験している者は41%であった．医療機関における調査でも，自己切傷の経験のある患者の67%に過量服薬の経験があり[14)]，過量服薬患者の7割あまりに自己切傷の経験があるという[15)]．このことは，自己切傷と過量服薬がきわめて合併しやすい行動であることを示している．

2 　自己切傷と過量服薬の違い

もっとも，自己切傷と過量服薬とが高率に合併しやすいからといって，両者をまったく同質の行動と見なすことには，一定の慎重さが必要である．意外に知られていないことだが，英国の研究者の多く[16)17)]が，自己切傷も過量服薬も一括して「故意の自傷 deliberate self-harm」と呼んでいるのに対し，米国の研究者[5)6)18)]の多くは，自傷行為のなかに過量服薬を含まない傾向がある．

その主な理由は，過量服薬の非致死性予測の困難さに起因している[19)]．自己切傷の場合には，視覚的に傷の大きさや深さ，出血の程度を確認しながら行為を遂行し，万一，予想よりも切りすぎた場合，その時点で行為を中止することで危険を回避することが，ある程度は可能である．一方，過量服薬の場合，「薬剤を服用しすぎた」と感じて摂取を中止しても，その数時間後にはさらに深刻な事態に陥ってしまう．つまり，結果の発現に時間的な遅延がある．また，身体損傷のプロセスは内部で生じるので観察が難しく，服用した薬剤の種類，個体側の身体状態，アルコール併用の有無によって，効果の強度や発現までの時間は大きく変化してしまう．その意味で，過量服薬は，完全には「狭義の自傷行為」の定義を満たさず，自己切傷に比べると自

表7-2 自己切傷者と過量服薬者によって選択された自傷の動機の比較（Rodham et al, 2006 より引用）

行為の説明のために選択された動機	自己切傷者 % (n/N)	過量服薬者 % (n/N)	カイ2乗値	P値
つらい感情から解放されたかった	73.3 (140/191)	72.6 (53/73)	0.01	0.91
自分自身を罰したかった	45.0 (85/189)	38.5 (25/65)	0.8	0.36
死にたかった	40.2 (74/184)	66.7 (50/75)	14.9	< 0.0001
自分がどれくらい絶望しているか示したかった	37.6 (71/189)	43.9 (29/66)	0.8	0.40
自分が本当に愛されているのかどうかを知りたかった	27.8 (52/188)	41.2 (28/66)	4.1	0.04
周囲の注意を引きたかった	21.7 (39/180)	28.8 (19/66)	1.4	0.24
驚かせたかった	18.6 (35/188)	24.6 (16/65)	1.1	0.30
仕返しをしたかった	12.5 (23/184)	17.2 (11/64)	0.9	0.35

殺企図寄りの行動として理解されている．

　Hawton が率いる英国の代表的な自傷・自殺研究チームの研究[16]からも，過量服薬が自己切傷よりも深刻な意図（死を願うという意図）を示す行動である可能性については十分に認識している．なかでも Rodham ら[17]は，自己切傷と過量服薬のいずれも，最も多い動機は「つらい気持ちから解放されたかった」という不快感情の緩和であったが，2番目は，自己切傷では「自分自身を罰したかった」であったのに対し，過量服薬では「死にたかった」であったと指摘している（表7-2）．その調査では，「その行為を決意してから実行するまでの時間」に関する相違についても検討されているが，その結果によれば，過量服薬の方が，自己切傷に比べて，決意してから実行までの時間は長かったという．このことは，過量服薬は，不快感情への衝動的な対処としてだけでなく，何らかの明確な意図にしたがった準備・計画のもとに実行されていることを示唆し，そこに自殺の意図が含まれている可能性は十分にあるといえるであろう．

3　自己破壊的行動スペクトラム

　最近，筆者らは一つの作業仮説として，図7-1のような自己破壊的行動スペクトラムを考えている．縦軸に行為にあたっての致死的な意図の強さをとり，横軸に客観的な行為がもたらす身体損傷の致死性をとる．すると，一方の極に，明確な致死的な意図から，縊首や飛び降り，飛び込みなどといった致死性の高い方法による「自殺企図」を想定すると，もう一方の反対の極には，摂食障害やアルコール・薬物乱用が布置されることとなる．

　摂食障害やアルコール・薬物乱用は，「死にたい」あるいは「自分を傷つけたい」という意

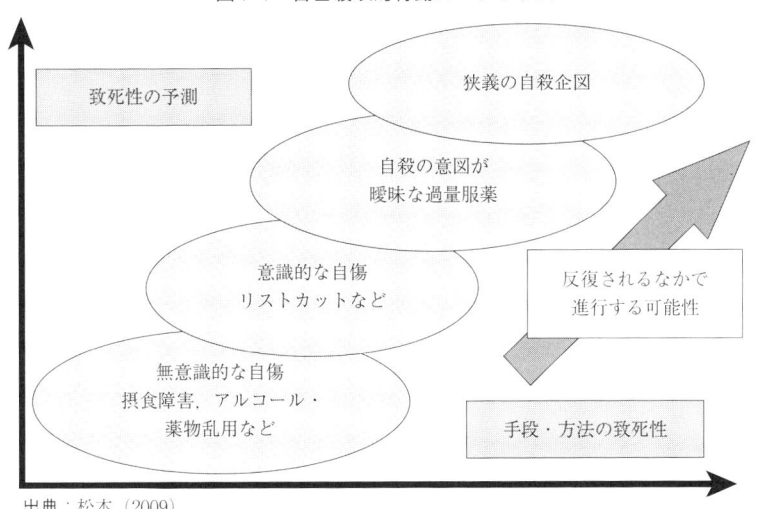

図7-1 自己破壊的行動スペクトラム

致死性の予測

狭義の自殺企図

自殺の意図が
曖昧な過量服薬

意識的な自傷
リストカットなど

反復されるなかで
進行する可能性

無意識的な自傷
摂食障害，アルコール・
薬物乱用など

手段・方法の致死性

出典：松本（2009）．

図からではなく，「痩せたい」「ハイになりたい」という意図から行われる．また，一回の拒食や過食・嘔吐，あるいは精神作用物質の摂取で健康が損なわれるわけではないが，かつて1930年代後半，Menninger[20]によって「慢性自殺」と名づけられたように，長期間繰り返されれば健康被害が顕在化する．さらに，筆者らの調査[21]では，自傷患者に摂食障害やアルコール・薬物乱用が併存すれば，致死性の高い自己破壊的行動のリスクが高まることが明らかにされている．なお，HarrisとBarraclough[22]のメタ分析によれば，患者の自殺死亡率が最も高い精神障害の診断は摂食障害である．また，海外にはアルコール・薬物乱用が自殺のリスク要因である示す研究が多数存在する[23][24]．以上を踏まえれば，摂食障害やアルコール・薬物乱用を「無意識的な自傷」と名づけることには異論はあるまい．

「無意識的な自傷」の一つ上の段階には，「意識的な自傷」がある．これにはリストカットが含まれる．これはMenningerのいう「局所性自殺」である．つまり，「死にたいくらいつらい状況を生き延びるために」身体の一部を犠牲にする行為であり，致死的な意図はない．しかし，「自分を傷つけている」という意図は意識されている．なお，自傷者のなかにはアルコール・薬物乱用や摂食障害傾向を呈する者が少なくないことから，「意識的な自傷」と「無意識的な自傷」は近縁的な関係があるといえる．

「意識的自傷」の一つ上の段階には，過量服薬などの「自殺の意図が曖昧な過量服薬」がある．すでに述べたように，過量服薬は，非致死性の予測がつきにくく，身体損傷の状況を視覚的に確認できず，また，その意図においても，自傷行為と自殺企図の中間，あるいは双方にまたがる地点に位置づけられるべきである．

筆者らの調査[14]では，過量服薬はリストカット歴の長い自己切傷者に多いということが明らかにされている．典型的には，人生最初の過量服薬は，通常，反復性自傷が極限までエスカ

レートし，不快感情を緩和する効果が得られなくなった者が，自殺行動として行うことが多いが，そこで自殺既遂に至らなかった代わりに，過量服薬が持つ，あたかもパソコンを強制終了させる瞬間のような「不快気分に対する強力なリセット効果」を発見してしまい，以後，苛酷な状況を「生き延びるために」これを繰り返すようになる場合がある．

しかし筆者らの経験では，最終的に致死的な行動によって既遂に至った者のなかには，自殺既遂に至る前に何回も過量服薬を繰り返した果てに縊首や飛び降りといった致死的な行動をとる者がいる．実際，心理学的剖検調査[25]では，比較的若年の自殺既遂者の特徴として，精神科治療中の者が多く，致死的行動の直前に処方されていた治療薬を過量に摂取しており，最終的に致死的行動には酩酊による衝動性亢進が関与していた可能性が推測されている．

以上をまとめると，これら様々な段階の無意識的もしくは意識的な自己破壊的行動は，連続した進行性のプロセスとして捉えることができる．もちろん，エスカレートの速度には個人差があり，つねに各段階を直線的に進行するとは限らず，停滞や逆行，あるいは複数の段階が混在している場合もありうる．

第3節　自らを傷つける若者の死生観

ここで，死生観という観点から，自傷行為と自殺企図について考えてみたい．

様々な自己破壊的行動を繰り返す若者のなかには，「人に迷惑をかけるわけじゃない」「いつ死んでもいいと思っているし，どうなってもいいと思っている」「なぜ切ってはいけないのか？」といったことを平然という者は少なくない．こうした言葉は，社会や大人，医療従事者に対する不満や挑戦的，挑発的意味合いも含まれているかもしれないが，おそらくは彼らの本心であろう．そんな彼らは，死や生についてどのよう意識や考え，態度，つまりは死生観を持っているのであろうか．臨床場面の報告や彼らの言葉からは，死を恐れない，あるいは生に対するあきらめにも似たような死生観を推測することができる．

それでは，自己切傷や過量服薬，自殺企図を行う若者たちはどのような死生観を持ち，自らの身体をどのように感じているのであろうか？　一般の若者における死生観については，すでに丹下[26]が興味深い調査を行っており，中学生のあいだは年齢があがるにつれて，死に対する恐怖が低くなり，また死によって苦しみから楽になれるといった死を肯定的に捉える態度が強まる一方で，厳しい状況下でも最後まで生き続けようとする態度が弱まり，高校生のあいだはそうした態度がほぼ横ばいであるといったことを指摘している．こうした一般の若者における死生観の特徴は，自らの身体を傷つける行動との何らかの関連があるかもしれない．しかし残念なことに，死生観の構造に関する調査研究[27]や，教育的な介入による死生観の差をみた調査[28]こそあるものの，我々が知り得た限りでは，これまでに自殺のリスクが高いと思われる若者の死生観を検討した研究は皆無であった．

そこで，筆者らは先ほどの高校生を対象としたアンケート調査で，自傷行為，過量服薬，自

殺企図などの自己破壊的行動と死生観との関連についても検討を行った．この調査では死生観尺度[27]を用いた．この尺度は，「死後の世界観」，「死への恐怖・不安」，「解放としての死」，「死について考えることの回避」，「人生における目的意識」，「死への関心」，「寿命観」といった概念を反映する，7つの下位尺度を持つ全27項目から構成されているものであり，日本人の死生観を多次元的，包括的に捉えることができるという特徴を備えている．

　この尺度を用いて，自らの身体を傷つける若者の死生観を検討したところ，以下のような結果が得られた．まず，自傷行為単独の経験には，死への関心の高さが関連していることが分かった．次に，過量服薬の経験，自殺企図の経験には，死に対する恐怖の低さ，死によって苦痛から解放されるという考えを支持することが関連していたが，死への関心の高さは関連していなかった．

　この結果は何を意味しているのだろうか？　WalshとRosen[5]は「自傷患者は『死ぬことを考えて』自分を切ることは少ないが，切っていない時には漠然と『死の考えにとらわれている』ことが多い」と述べている．また，間歇的・断続的といった苦痛に対する一時的な解決策といった自傷行為は，反復される傾向にあり[16]，反復性自傷者は，自傷を繰り返しているうちに，以前よりも自殺念慮を強めている傾向がある[2]．そうした中で，その行為に死の意図がなくとも，自らの死を意識するようになることは自然の流れではないかと予想される．これらのことから，死についてよく考えること，自分の死について考えることといった死への関心の高さが自傷行為と関連していたと推測される．

　過量服薬および自殺企図の経験を，自傷行為単独の経験に比べて致死性の高い自己破壊的行動と位置づけるならば，過量服薬，自殺企図の経験者は，より死に近しい者といえるだろう．そうした彼らの死生観の特徴の1つとして，死とはどういうものかといった関心のレベルを過ぎ，死への恐怖や不安が低くなっていることが示唆された．死への恐怖は，病気など直接的に生命の危険にさらされている人だけのものではなく，健康な人にもごく普通に見られる普遍的な現象であるが，致死性の高い行動が進んだ状態では，死そのものあるいは自らの死を恐れるレベルが低下していることが予想される．自らの身体を傷つける若者の「自分なんかどうなってもいい」「誰かに迷惑をかけているわけではない」などといった自暴自棄的な言葉は，死に対してそれほど恐怖を感じていないといった死生観を反映しているのかもしれない．

　では，死は苦痛からの解放であるという考えは，どのように過量服薬や自殺企図と関連していたのであろうか．調査で用いた死生観尺度の下位尺度である「解放としての死」は，死は痛みと苦しみからの解放である，死は人生の重荷からの解放であるといった項目から構成されており，苦しみや悩みの解決ではなく，死によってその問題から自分自身を遠ざけること，その問題について苦しまなくてもよくなることを意味する．こうした考えは，既に述べた自殺企図の特徴，すなわち意識を終わらせることや，苦痛から逃れるためには死しかないという確信と，きわめて類似している．

　また，筆者らの調査からは，死によって悩みや苦しみから解放されるといった考えは，自殺

企図と同様に過量服薬とも関連していることが示された．この結果からは，過量服薬の背景には，死の意図が存在していたという可能性が推測される．過量服薬の特徴で述べたように，過量服薬は自己切傷よりも死を願うという意図を示す行動である可能性が指摘されており，結果の妥当性を部分的に支持するものと思われる．

　すでに述べたように，自傷行為の動機として最も多いのは，「つらい感情から解放されたかった」という不快感情の緩和である．つらい感情からの解放を目的にした自傷行為と，解放としての死に関連が認められなかったのはなぜであろうか．これは推測の域を出ないが，やはり行為における自殺（死）の意図の有無が大きなポイントと思われる．調査では，自殺企図について「本気で死んでしまいたいと考えて，行動に移したことがありますか？」と，「本気で」と付けることで自殺の意図の確信性を尋ねた．自傷行為は自分の意識状態を変容させることで何とか苦痛を「一時的にしのぎ」，その瞬間を「生き延びる」ために行われ（松本，2009），死ぬことによって意識を終わらせる，苦痛から逃れられるとする自殺企図との大きな違いがある．ゆえに，自傷行為の経験と，死が苦痛からの解放をもたらしてくれるといった死生観とのあいだには，有意な関連性がみられなかったのだと考えられる．

第4節　身についた自殺潜在能力と自殺予防教育のあり方

　以上の議論を踏まえ，我々大人は自らを傷つける若者たちに何を伝えて行くべきなのか，彼らにどのような自殺予防教育をすべきなのかについて考えてみたい．

1　自殺の対人関係理論

　前節で述べた，自己破壊的行動と死への恐怖・不安の低さとの密接な関連は，Joinerら[29]が自殺の対人関係理論の中で提唱した「身についた自殺潜在能力」という概念から説明できるかもしれない．自殺の対人関係理論によると，自尊感情の低下を含んだ自己についての価値の捉え方である「負担感の知覚」，孤独や社会的疎外といった「所属感の減弱」という2つの自殺願望を持ち，さらに「身についた自殺潜在能力」を有している人が，重篤な自殺企図や致命的な自傷の最も高い危険にあるとされる．「身についた自殺潜在能力」とは，自傷行為や恐怖や痛みを伴う体験が習慣化され，死に対する本能的な恐怖心が低くなっていくことで，その能力を得るというものである．この能力は，体験によって獲得された特性のようなものとして位置づけられ，簡単には変化しないとされている．

　Joinerらは，自殺のリスクアセスメントにおいて，「身についた自殺潜在能力」が存在するかどうかを評価することが重要であると指摘している．その評価には，痛みと刺激の経験である過去の自殺企図歴や自傷行為，薬物使用，危険な行為への暴露，現在の指標として，死にた

いと欲している程度，死についての恐怖心のなさ，詳細な自殺の計画などを挙げている．こうした指摘からは，臨床の場面において死生観が活用できそうなものは，死についての恐怖心のなさのみである．しかしながら，自分が死ぬことが恐怖や不安を感じているかどうかを尋ねることは，患者自身の自殺潜在能力の一部を評価するための方法の1つとして有用であるかもしれない．

　ちなみに，筆者らの研究[13]では，自傷行為を繰り返す者のなかで，自己切傷時に痛覚麻痺もしくは痛覚鈍麻を呈する者は，そうではない者に比べて，日頃から自殺念慮を強く抱いており，自傷行為の回数が多く，解離傾向が認められることが明らかにされている．こうした疼痛知覚の鈍麻が身体を傷つけることへの抵抗感や死に対する恐怖感を減じるだけでなく，個人の人生観や死生観に無視できない影響を与えている可能性もあろう．

2　自殺潜在能力の高い若者たちに何を伝えるか？

　すでに述べたように，いまや10代の若者の1割に自己切傷の経験が認められるが，この1割の若者は，早くから飲酒・喫煙を経験し，依存性薬物にアクセスしやすい危険な人間関係のなかに絡め取られており，女性の場合には，拒食や過食などといった食行動異常の傾向を持っていることが明らかにされている[2)8)]．さらに，Walsh[18]は，15歳以下の女性の習慣性自傷者は平均8～9名の相手とセックスした経験があり，不特定多数とのセックスや避妊しないセックスといった，性的危険行動におよぶ者が少なくないと指摘している．

　いずれも，それらの行動1回だけで深刻な健康被害をもたらすことはないものの，繰り返し行われるなかでその弊害が身体に蓄積し，健康を損なう危険がある．最近の研究[30]は，思春期の若者の場合，自傷行為はもちろんのこと，飲酒や喫煙，薬物乱用，摂食障害，性的逸脱行動といった様々な問題行動は，いずれも近い将来における自殺行動と密接に関連していることを明らかにしている．

　要するに，若者の1割は，「身についた自殺潜在能力」が高度に進行している可能性があるのである．しかし，ここで忘れてはならないのは，彼らの，多方面にわたる自傷的＝健康阻害的な行動のなかで最も本質的なものは，自己切傷でも飲酒・喫煙でも拒食・過食でもない．「悩みやつらい感情を1人で抱え，自傷的な行動で紛らわせること」，すなわち，「誰にも相談しないこと」なのである．

　近年，各方面から学校における自殺予防教育の必要性が叫ばれるようになっているが，ともすればそれは，死への恐怖や不安をあおるような，半ば脅しのような内容や，「命の大切さ」を訴える道徳教育となってしまいやすい．しかし我々の印象では，そうした教育はむしろ自傷経験のある若者の態度を硬化させ，逆効果となってしまいやすい[2]．そもそもこの「身についた自殺の潜在能力」は長期間の生活のなかで獲得した体質的な特性であるために，心理療法によって短期間で変化させることは困難な性質を持っている[29]．

かねてより筆者らは，学校における自殺予防教育は，従来からある栄養教育や性教育，さらには薬物乱用防止教育をも含んだ，総合的な健康教育の文脈で行われるべきであると主張してきた[2]．具体的にいえば，彼らの様々な健康を害する行動を，「ダメ，ゼッタイ」と禁止されるべき「不道徳な」行動としてではなく，あくまでもメンタルヘルス問題として扱い，「もしも友人がこれらの問題を抱えていたら，どのようにして助けてあげたらよいのか？」を学ぶプログラムである．その際，核となるスローガンは，「最大の自傷行為は，悩みを抱えたときに誰にも相談しないことである」となろう．筆者らは，わが国の学校でそのような教育が行われるようになる日を心待ちにしている．

【サイドメモ】

心理的視野狭窄

Shneidmanによれば，自殺を思い詰める者は，まだ試していない困難の解決策があるにもかかわらず，「死ぬ以外には他に解決策などない」と思い込んでしまう，「心理的視野狭窄」という病的な精神状態に陥っているという．このことは，国内外の遺族を情報源とする自殺既遂者の実態調査（心理学的剖検研究）による知見とも符合する．すなわち，自殺既遂者の90％は，最期の行為に至る直前には何らかの精神障害の診断できる精神状態にあるというのである．このことからわかるのは，「覚悟の自殺」や「考え抜いたすえの自殺」はきわめてまれであり，多くの場合，人は深刻な精神的混乱と焦燥のなかで自殺におよんでいる，ということである．

注

1) Matsumoto T, Yamaguchi A, Chiba Y et al. (2004) "Patterns of self-cutting: A preliminary study on differences in clinical implications between wrist- and arm-cutting using a Japanese juvenile detention center sample," *Psychiatry and clinical neurosciences*. 58: 377-382.

2) 松本俊彦 (2009)『自傷行為の理解と援助「故意に自分の健康を害する」若者たち』日本評論社．

3) Owens D, Horrocks J, House A (2002) "Fatal and non-fatal repetition of self-harm. Systematic review," *British Journal of Psychiatry*. 181: 193-199.

4) Shneidman ES (1993) *Suicide as Psychache: A clinical approach to self-destructive behavior*. Jason Aronson Inc, Lanham.

5) Walsh BW, Rosen PM (1998) *Self-mutilation-theory, research & treatment*. Guilford Press, New York. 松本俊彦ほか訳 (2005)『自傷行為　実証的研究と治療指針』金剛出版．

6) Favazza AR (1996) *Bodies under Siege: Self-mutilation and Body Modification in Culture and Psychiatry*. second edition. The Johns Hopkins University Press, Baltimore. A・Rファヴァッツァ著，松本俊彦監訳 (2009)『自傷の文化精神医学——包囲された身体』金剛出版．

7) Izutsu T, Shimotsu S, Matsumoto T, et al. (2006) "Deliberate self-harm and childhood histories of Attention-Deficit/Hyperactivity Disorder (ADHD) in junior high school students. European Child and Adolescent," *Psychiatry*. 14: 1-5.

8) Matsumoto T, Imamura, F (2008) "Self-injury Japanese junior and senior high-school students: Prevalence and association with substance use," *Psychiatry and Clinical Neuroscience*. 62: 123-135.

9) Sho N, Oiji A, Konno C, et al. (2009) "Relationship on international self-harm using sharp objects with depressive and dissociative tendencies in pre-adolescence-adolescence," *Psychiatry and Clinical Neurosciences*. 62: 410-416.

10) Lipschitz DS, Kaplan ML, Sorkenn J (1996) "Child-hood abuse, adult assault, and dissociation,"

Comprehensive Psychiatry. 37: 261-266.
11) Matsumoto T, Azekawa T, Yamaguchi A et al.（2004）"Habitual self mutilation in Japan," *Psychiatry and Clinical Neurosciences*. 58: 191-198.
12) 鈴木博子（2000）「大学病院精神科の時間外救急における自殺企図者の実態」『医学のあゆみ』194, 541-544.
13) Matsumoto T, Imamura F, Katsumata Y et al.（2008）"Analgesia during self-cutting; clinical implications and the association with suicidal ideation," *Psychiatry and clinical neurosciences*. 62: 355-358.
14) 松本俊彦，山口亜希子，阿瀬川孝治ほか（2005）「過量服薬を行う女性自傷患者の臨床的特徴：リスク予測に向けての自記式質問票による予備的調査」『精神医学』47: 735-743.
15) 安藤俊太郎，松本俊彦，重家里映 ほか（2009）「うつ病患者とパーソナリティ障害患者における過量服薬の臨床的相違」『精神医学』51: 749-759.
16) Hawton K, Rodham K, Evans E（2006）By *Their own Young Hand: Deliberate Self-harm and Suicidal Ideas in Adolescents*. Jessica Kingsley Publishers. 松本俊彦，河西千秋監訳（2008）『自傷と自殺 思春期における予防と介入の手引き』金剛出版.
17) Rodham K, Hawton K, Evans E（2004）"Reasons for deliberate self-harm: comparison of self-poisoners and self-cutters in a community sample of adolescents," *Journal of the American Academy of Child and Adolescent Psychiatry*. 43: 80-87.
18) Walsh BW（2005）*Treating self-injury*. Guilford Press, New York. B・W ウォルシュ著，松本俊彦ほか訳（2007）『自傷行為治療ガイド』金剛出版.
19) Pattison EM, Kahan J（1983）"The deliberate self-harm syndrome," *Am J Psychiatry*. 140: 867-872.
20) Menninger KA（1938）*Man against himself*. Harcourt Brace Jovanovich, New York, 1938.
21) 松本俊彦，阿瀬川孝治，伊丹 昭ほか（2008）「自己切傷患者における致死的な『故意に自分を傷つける行為』のリスク要因：3年間の追跡調査」『精神神経学雑誌』110: 475-487.
22) Harris EC, Barraclough B（1997）"Suicide as an outcome for mental disorders. A meta-analysis," *Br. J. Psychiatry*. 170: 205-228.
23) Barraclough B, Bunch J Nelson B et al.（1980）"A hundred cases of suicide: Clinical aspects," *Br. J. Psychiatry*. 125: 355-373.
24) Chynoweth R, Tonge JI, Armstrong J（1980）"Suicide in Brisbane: A retrospective psychosocial study," *Aust. N.Z. J. Psychiatry*. 14: 37-45.
25) Hirokawa S, Matsumoto T, Katsumata Y et al.（2012）"Psychosocial and psychiatric characteristics of suicide completers with psychiatric treatment before death: A psychological autopsy study of 76 cases," *Psychiatry and Clinical Neuroscience*. 66: 292-302. 伊藤敬雄（2006）「救急医療と自傷」『こころの科学』127（林直樹編 自傷行為）.
26) 丹下智香子（2004）「青年前期・中期における死に対する態度の変化」『発達心理学研究』15: 65-76.
27) 平井啓，坂口幸弘，安部幸志，他（2000）「死生観に関する研究——死生観尺度の構成と信頼性・妥当性の検証」『死の臨床』23, 71-76.
28) Johansson N, Lally T（1990）"Effectiveness of a death education program in reducing death of nursing students," *Omega*. 22: 25-33.
29) Joiner TE, Van Orden KA, Witte TK, et al.（2009）*The Interpersonal Theory of Suicide: Guidance for Working With Suicidal Clients*. American Psychological Association. 北村俊則監訳（2011）『自殺の対人関係理論 予防・治療の実践マニュアル』日本評論社.
30) Miller TR, Taylor DM（2005）"Adolescent suicidality: Who will ideate, who will act?," *Suicide Life-Threatening Behavior*. 35: 425-435.

第8章　事故と災害：救急医療と死生学

　救命救急センターには，突然発症した疾患，事故，犯罪そして災害などによって，突然生命の危機に瀕した患者が多く搬送される．中には極めて短時間の内に死亡する患者も少なくない．そして，それと同時にそこには，思いがけない状況で大切な家族の一員を失い突然遺族となった人々がいる．そのような形で遺された人々が，その死別を受け入れ，心理的葛藤を乗り越え，その後の人生を立て直していく必要がある．この章では，突然の死別が，残されたものに及ぼす心理的影響を述べる．

　また，阪神・淡路大震災，東日本大震災の経験を踏まえ，大規模災害が被災者や支援者，そして一般市民にもたらす影響を概説する．

【学習の要点】

- 突然の死別を体験した遺族の心情を理解する．
- 救急医療の現場における死生に関した諸問題を学ぶ．
- 災害時における被災者及び支援者の置かれた状況を理解する．

キーワード▶突然の死別，災害，悲嘆，喪失

第1節　救急医療と死生学

　救急医療の現場，特に主として重症救急患者を受け入れる救命救急センターでは，生死を賭けたぎりぎりの戦いが日々繰り広げられている．平成23年においては，救急車で病院に搬送されたとき（初診時）に死亡が確認されたものは，7万8千人を超える．さらに，48万人以上が重症な状態（3週間以上の入院治療を必要とするもの）で救急搬送されている[1]．これらの重症患者の中には，治療の甲斐なく短時間の内に救命救急センター内で死亡した患者も相当数含まれている．

　これら，救急搬送のときすでに死亡が確認された患者，あるいは短時間で亡くなった患者の多くは，突然発症した病気や，事故，災害などに巻き込まれたりして，本人が予期する間もなくその生を閉じている．そして，一方，残された家族もまた，心の準備のないまま突然遺族となる．

　このようにして残されたものたちが，その死別を受け入れ，大切な家族が突然欠けた後の人生を立て直していくためには多くの困難を克服する必要がある．

　また，患者の中には，かろうじて生命はとりとめたものの重い後遺症が残り，障害者として

生きて行かざるを得ない患者とその家族における死生の問題も忘れてはいけない重要な課題である．

今回は，紙面の関係から，主に突然の死別を経験した遺族における死生の問題について解説する．ここでは，法的な家族，親族に限らず，その人にとって掛け替えのない人を失ったすべての人を「遺族」として総称する．

第2節　突然の死

ここで取り扱う「突然の死」は，それまで，本人も，また家族や周囲の人もまったくその死を予期していなかったときに，突然訪れた死である．人がいずれ必ず死す存在である限り，我々は，身近な大切な人との死別の経験は避けることができない．たとえば，子が年老いた親を看取るのは，自然な順番である．その時，もちろん死別の悲哀は存在するが，それは予期された死であり，その死の以前から，その瞬間の悲嘆やその親がいなくなった後の遺族の人生設計（物語）は，積極的に意識することはないかもしれないが，それとなく想定しているものである．

しかし，突然の死別（予期しない死別）によって大切な人を奪われ，経験するのは，それまで当たり前に過ごしてきた生活の唐突な途絶であり，想定していた未来のすべての喪失である．従って，遺族は，その大切な人の突然の不在に適応すること，そして人生の物語の大きな書き換えを急遽要求されることになる．それだけでも，遺族にとっては過大な負担である．しかし，予期せぬ突然の死別には，通常の死別に比べ，悲嘆からの回復を阻害する要因が存在する．本章では，そのような要因を概説する．

1　内因死——突然の病死

救急搬送される患者のうち，病院到着時にすでに死亡している急病患者は，年間6万人を超える[1]．これらの患者には高齢者，慢性疾患を抱えている患者も含まれるが，まだ働き盛りで，それまで健康であったものも少なくない．そのような場合，家族は，生活の精神的，社会的基盤を突然失うことになる．

2　外因死——暴力的死

不慮の事故，災害，犯罪被害，自死などによる突然の死は，いつ何処で起きるかわからない．その朝，いつも通り職場や学校に送り出した家族の死と，まさに突然，直面することになる．特に働き盛りの大人や子供の場合，そのような事態をまったく想定していない．

不慮の事故では，年間約4万人が死亡している（平成23年は，東日本大震災のため，5万9416

表 8-1　複雑性悲嘆の要因

死別の状況
- 突然の予期しない死別
- 同時に，または連続した喪失
- 遺体が見つからない
- 遺体の著しい損壊
- 遺族自身が死の原因に直接的・間接的に関与したと自分で強く感じている場合
- 犯罪被害（人為事故など他者の関与）など？

死者との関係性
- 故人との深い愛着関係（子供との死別など）
- 個人と過度に共生的，依存的な関係
- 故人と生前に葛藤や愛憎関係にあった場合（言い争った直後など）

死別者の性格
- 過去に未解決な喪失体験がある場合
- 何らかの心の病にかかったことがある，あるいは現在かかっている場合
- 災害以前から不安を感じやすい人の場合
- 悲しみを話せる人がいなく，孤立している場合

社会的要因
- 死別によって経済的な困難が大きい場合
- 何らかの訴訟問題や法的措置が絡んでいる場合

出典：注6の文献を参考に作成．

名と増加している）．以前は交通事故死が最も多かったが，近年減少傾向にはあるものの，年間5千人前後が死亡している．一方で高齢化に伴って，高齢者の窒息や転倒転落，溺水による死亡が増えてきている．

殺人による死亡は，年々減少傾向にはあるが，平成24年には428名もの人々が理不尽な形で死亡している．通り魔殺人（平成24年は7件）など，被害者にはまったく非がない状況の場合，遺族の心痛は計り知れない．一方で殺人の多くは，加害者が親族であり（平成24年は，53.5%），その場合，遺族の思いは複雑であり，心理的にも社会的にも回復に困難が伴う[2]．

自死は，1998年以降，年間3万人を超えていた．2012年には3万人を切ったが，先進国の中では依然として，群を抜いて多く，社会問題となっている[3]．

3　突然の死別が及ぼす影響

(1)　悲嘆反応

大切な人との死別は，喪失に対する悲しみ，怒り，思慕，孤独感，絶望感などの様々な感情を引き起こす．

悲嘆反応を構成する要因として，一般的に①故人との人間関係，②死別の状況（死因），③過去の喪失体験，④遺族の特性，⑤社会的状況等が挙げられている．

愛する人や物の喪失による悲哀はある意味正常な心的な反応であり，通常の悲嘆反応と呼ば

れる。これは特別な介入なく、時間経過とともに消失する。

しかし、典型的な悲しみとは別に、慢性的な悲しみや抑制された悲しみ、後から襲われる悲しみ等、時として医療的介入を必要とする典型的ではない病的な悲嘆を、最近では複雑性悲嘆と呼ぶ。複雑性悲嘆とは、大切な人を亡くした悲しみが激しいままの状態が数か月以上続いていることをいう。その死を受容できなかったり、その人のいない人生に意味が持てないといった感情から、いつまでもその人のことが頭から離れず、日常生活に支障をきたしたり、他の者との人間関係をうまく維持できなくなることがある。こうした正常範囲を超えた反応を引き起こす要因としては、表8-1に示すように、死別の状況、死者との関係、死別者の性格、そして死別後の支援などが、複合的に影響するものと考えられている[4]。

災害による死別の場合、このような要素が複数関わることがほとんどなので、このように病的な悲嘆に陥りやすいという特性を了解し、悲嘆のプロセスが通常以上に長期化していないかどうか注意深く見守りながら支援していくことが重要である。

(2) 心的トラウマ

いかなる死別も、心身的な不快をもたらす要因（ストレス）であるが、暴力的な死別は、非常に強い心的な衝撃を与え、その体験が過ぎ去った後も、体験が記憶の中に残り、精神的な影響を与えることが起こる可能性が高い。このようにしてもたらされた精神的な後遺症を「心的なトラウマ（外傷）」と言う[5]。

心的なトラウマの症状としては、PTSD（post traumatic stress disorder；心的外傷後ストレス障害：サイドメモ参照）、抑うつ、無力感などの感情の変化、対人関係の変化がみられる。

(3) 後知恵バイアス

後知恵バイアスとは、物事が、起こった後に得られた情報を、それが起きたときにわかっていたはずだと考え、その結果、その当時の情報を過大に見積り、もっと適切な行動がとれたはずだと、過去の自己の行動を過小評価する傾向を言う[5]。

急病に関していえば、生活を共にしている家族の場合、突然の発症の場に居合わせたり、倒れているところを発見することも少なくない。その場合、発見者は最初の救助者となるが、普通は動転し、冷静に対応することは難しい。その結果、後になって考えれば、その時自分にはもっとできることがあったように思える。また、さらに遡って、家族は、故人の日々の生活態度にも関与、修正する機会があったとも言える。その結果、その死に対して過剰に自責の念を持つことがある。災害時の家族、救助者においても同様の心理に陥ることが少なくない。

(4) 応報感情

通り魔などによる殺人や、事故、人為的災害の場合、応報感情が高まる。応報感情とは、愛

する者を失う，あるいは大切なものを失うという喪失体験に飲み込まれ，対処能力を失った場合，その喪失体験や挫折体験の原因を外に向け，他者に責任転嫁し，あるいは他者を呪い報復しようという感情である．一種の代償的な心の動きということもできるが，負の方向へ向かうこの心性をどのように扱うかは困難な問題のひとつである．

さらに，事故死にはその原因の所在が社会的に深く追求されるという特質がある．またその事故が報道されることにより，社会問題として扱われメディアの上で反復される．交通事故死では賠償金の受け取りやそれをめぐる親族の争い等，新たな紛争も発生する．これも大きな心労となり，適切な悲嘆体験を阻害する要因となりうる．

(5) 自死遺族

自死による死別は，遺族に複雑な感情を残す．ひとつには自死を止められなかったことに対する罪悪感，自責の念，あるいは無力感を持つであろう．一方で，自死の予兆がなかった場合，遺族にはその自死した本人の真意を知るすべはなく，なぜこのようなことになったのかを，遺族は生涯問い続けることになる．

また，社会が持つ自死に対する否定的な印象から，故人の死を恥ずべきものと考え，その死を公にすることを望まない．同様に周囲の人も積極的に関わることを躊躇する．その結果，自死遺族は社会から孤立し，必要な援助が得られず，負のスパイラルに落ち込み，自死遺族自身の自死へのリスクが高まる可能性がある．

第3節　救急現場における諸問題

(1) 遺族ケア

ホスピスや緩和病棟など緩和医療の領域では，近年遺族のケアに対する関心は高まって来ている．また，東日本大震災の被災者へのケアの必要性が指摘されている．しかし，通常の救急医療の領域では，まだ，その必要性の認識は薄い．突然の死別の場合，医療機関と関わる時間が短いため，医療従事者が，遺族の悲嘆に接する機会は少ない．しかし，前述の通り，突然の死別は，その悲嘆が複雑化する可能性がある．抑うつ，不安が強かったり，悲嘆反応が長期化している等の場合は治療的介入が必要である[6]．今後，死別の状況に応じて，遺族をケアしていく枠組みを社会として検討していくことが必要である．

(2) 脳死・臓器移植

脳死は，脳幹を含めた脳の全機能が不可逆的に回復不可能な段階まで低下した状態である．現在の脳死判定基準による脳死を人の死と認めるか否かに関しては，依然として議論がある．しかし，1997年臓器の移植に関する法律（以下，臓器移植法）が制定され，それに基づいて，

1999年に本邦初の脳死臓器移植が行われた．その後約10年間で，86例の脳死か臓器移植が行われた．2009年，脳死臓器提供の促進のため，法改正が行われた．主な改正点は，旧法で必須だった本人の意思の明示が不要となり，家族の承諾のみで臓器提供が可能となった．その結果，15歳以下の小児からの臓器提供も可能となった．しかしながら，結果として，移植法の改正後（2010年7月施行），約2年間で行われた233例の脳死臓器移植中，115例が本人の意思が不明で家族承諾によって提供が行われている（2012年8月現在）[7]．提供者本人の意思の軽視，本人の意思が不明な中で臓器提供の判断を強いられる家族の負担など，今後，検討を要する課題が多く残っている．

(3) 意識回復困難時の治療の継続と中止

　救急患者の搬送システムの発達や，治療法の進歩により，重症患者の救命率は向上したが，一方で，院外心肺停止の患者や重症脳血管障害の場合，取りあえず蘇生処置にて救命されたものの，意識が回復しないまま，人工呼吸器管理や点滴，経管栄養，胃瘻による管理により，長期間生存可能となる症例も増えている（遷延性意識障害[8]）．身体がそこにあるにもかかわらず，精神活動が喪失してしまったような患者と接し続けることは，家族の心理状態にも大きな影響を与える（曖昧な喪失：後述）．このような状態で生存を続けることが，患者本人の生にとって，いかなる価値があるのか，疑問を呈し，必要以上の延命治療を希望せず，治療の中止を求める考え方も出てきている．その流れの1つとして，本人の事前の意思表示（リビング・ウイル[9]）の重視がある．

　さらに，このような患者に対する長期の介護が，家族に身体的，そして経済的負担も加わり，家族の人生に多大な影響を及ぼす．今後，高齢化に伴い，誰もが，このような状態で介護されたり，介護にあたる可能性がある．個人の問題と片付けず，社会として介護する体制を整えた上で，このような状態の患者の生の意味を皆で検討していく必要がある．

第4節　災　害 [5) 10) 11) 12)]

　2012年3月11日，東北地方太平洋岸を襲った大地震とそれに続く大津波は，一瞬のうちに2万人近い人命を奪い去った．そして，多くの人々が，特に繰り返し流された津波の映像により，自然の力の脅威及び人類の築き上げてきた文明の脆さを思い知らされた．

　災害とは『広辞苑』では，「異常な自然現象や人為的原因によって，社会生活や人命の受ける被害」とされている．

　一般には，地震，津波，暴風雨などの自然現象や大規模な火事や爆発などの人為的な事故によって被災地域内の努力だけでは解決不可能なほど地域社会の機能が障害された状態をいう．必ずしも人的被害の多寡は問わない．また，干ばつや伝染病の蔓延など徐々に始まり延々と長期間続く災害もある．

地震や暴風雨などによる自然災害は，広範囲の住民が被災者となる．親戚関係等被災者に関連する地域は直接の被災地を越えてさらに広範囲になる．支援者等も心的には大きな衝撃を受けることが多く，彼らは遠方から被災地へ向かう為，その後のメンタルケアの問題を考えた場合，極めて広範囲の問題であると考えられる．

1　災害及び事故に関わる人々

(1)　災害犠牲者（死亡者）

災害犠牲者にとって，多くの場合，死は突然訪れる．その瞬間の恐怖や苦痛は，死に至るまでの時間によって異なると思われるが，本人にとっては受け入れがたい死であることに違いはない．

(2)　災害生存者

災害生存者は，もちろん災害の被害者である．しかし同時に被災直後，外部からの救援が到着するまでは，救援者としての役割も担わなければならない．その間に，家族や親しい近隣の住人の死に接することになる．そして，人的被害が甚大な場合，多くの災害被害者は，災害遺族となる．

(3)　被災地外の家族・遺族

被災地，事故現場から離れた場所にいた被災者家族，遺族は，直接その場にはいないものの，災害発生直後から家族の安否が確認されるまでに心労は絶えない．家族が犠牲になった場合，遺体確認などで被災地に入り，直接災害現場を体験することになる．従って，災害の二次的被災者として，支援が必要となることも少なくない．

(4)　災害救援者

災害直後には救援のために，救急隊員，警察官，自衛官，そして医療従事者が，災害現場に入る．直接悲惨な状況を目撃したり，被災者と接することにより，大きな心理的影響を受ける．従って，ボランティア，報道関係者を含め，災害現場に直接関与した人はすべて二次的被災者となり得ると考えるべきである．

(5)　被災地から遠く離れた人たち（傍観者）

被災地から遠く離れた人たちにも災害は何らかの影響を及ぼす．特にメディアにより繰り返し流される映像の与えるインパクトは大きい．安全な遠隔地から見る衝撃的な光景は，人々に様々な感情を引き起こす．漠然とした不安や恐怖を感じたり，無傷でいることへの罪悪感や，

知人がそこにいるかもしれないのに何もしてあげられないことに対する無力感を持つかもしれない．

2　災害生存者の抱える諸問題

　ここでは，災害，事故に関わる人の中で，直接死生と直面せざるを得ない災害生存者を中心に災害・事故における死生の問題を考える．

(1)　遺体との対面

　遺体との対面自体，遺族に動揺と苦痛を与える．多数の死傷者を出すような災害の場合，遺体自体が大きく損傷されていることも少なくない．それは，肉体的な損傷の無残さだけでなく，死に直面した犠牲者の恐怖や苦痛を想起させ，さらにさらに悲嘆を深めることになる．このような死に接した場合，その目で見たもの，においなどが強烈な印象として記憶され，心的外傷の要因となり得る．

　一方で，遺体との対面は，死の受容にとっては重要なプロセスでもある．

　次の様な行方不明の遺体を探している家族の遺体発見時の語りからは，いかなる状況においてもポジティブな面を，希望を見出す人間の根源的な強さを感じることができる．

　　　父親の方に視線を転じると，堤防のはしごを握りしめたまま，頭から波を浴びていた．「脳卒中をやって左足が不自由なのさ．オヤジは助かんねぇべなって」．その時「腹をくくった」

　　　「『せめてオヤジを見つけて，荼毘に付してやりてぇ』と安置室を回ったども，いねぐてさ．再会したのは二日後だ．不思議なのさ．オヤジがオレを呼んだみてえだった……」．

　　　（中略）

　　　袋あけたら家でテレビ見ているときの顔があった．「苦しそうでもねえし，救われた気がしたった」．

　　　「亡骸は実家の近くで見つかったのさ．だがら，オレはオヤジは最後は自分の家さ帰ったんだべなって，思ってらのよ」．

　　　「助けてもらった命．じいの分も大切にするからね」．

　　　「オヤジを奪った海だども，オレにはやっぱり海しかねえべ」[13]．

　こういった突きつけられた過酷な現実に対する自らの意味づけ（物語の再構築）を行うことにより，人間は，あらゆる微細なことからも救いを見出すことができるという事実は死生を考える意味で重要であろう[14]．

(2) 様々な喪失

　被災者は，災害が過ぎ去った後，死に直面した恐怖の後に，生き残ったことに対する安堵感を感じるとともに，自身が置かれた状況がわかってくる．そして，かろうじて生き延びたものの多くのものを失ったという現実に直面する．

人間関係の喪失

　かけがえのない家族や親しい友人の喪失は，すでに述べた通り悲嘆反応を誘発する．しかし，災害の場合，一時にすべての家族や友人を失うことも少なくない．
　さらには，避難所や仮設住宅などへの移住により人間関係が希薄になる．その結果孤立し，悲嘆を共有できずに一人で抱え込むことになる．

財産，家屋の喪失

　大地震や土砂災害などの場合は，財産や家屋のすべてを失ってしまう場合も少なくない．経済的な損失だけでなく，記念写真や日記など，本人や家族の思い出も失われる．

住み慣れた地域の喪失

　地震や津波で家屋が壊れたり，場合によっては街ごと崩壊した場合，再建までには時間がかかり，長期間住み慣れた地域を離れた生活を強いられる．また，経済的な問題で，元の場所に再建できなかったり，原子力発電所事故のように事故の影響で転居，立ち退きを強いられることもある．それは，仕事を失うことにも繋がり生活の基盤自体の喪失となり得る．

社会に対する信頼感，安心感の喪失

　大災害によって，これまで安全で安定していると思っていた社会基盤が，根こそぎ奪われる．そしてそれを基に考えていた未来への希望も同時に失われる．

遺体なき死——曖昧な喪失

　東日本大震災では，2014年1月現在も2640名以上が行方不明になっている．
　これは遺体を探し続けている多くの家族や関係者がいまだに存在するということである．そしてそれぞれは遺体を探すためにある種の関係を維持せざるを得ないという問題がある．たとえば原発の周辺で遺体が見つからない家族にとっては，遺体の捜索に関連して放射線被曝の問題を越えて現地に残るという意思決定が為されている場合がある．
　通常，死別は，闘病生活を支え，やがて看取りの時を迎え，臨終，通夜，葬儀と儀式を踏まえて，生者は遺体，そして骨と変わっていく過程を目の当たりにする．さらに，それらに参列した多くの人々のもとでその喪失が承認されることにより，それが，「永遠の喪失と別れ」で

あることを遺族も受容し，哀悼へと移ることができる．

　しかしながら，その遺体が，そこになければ，その死を受け入れることができず，生存を希求するのは，当然の心理である．時間の経過とともに，状況が明らかになるにつれて，その死を受け入れざるを得なくなる．しかし，その喪失を受け入れるために用意されている葬儀などの儀式を行うこともできず，社会の承認も得ることができない．そのために，残された者は，哀悼のプロセスを開始することができない．そのため，その人の不在を受け入れた上での物語の書き換えを始められない[15)][16)]．

　また，これとは逆に先に述べた遷延性意識障害患者のように，身体がそこにあるにもかかわらず，意思の疎通がまったく取れない状態も，別のかたちの曖昧な喪失と言える．

（3） 生存者の罪悪感（サバイバーズ・ギルト）

　多くの人々が犠牲になったにもかかわらず，自分だけが生き残っていることへの負い目が，被災者にとって大きな心理的な重荷となる．特に，身近なものの悲惨な死を目の当たりにしたり，子供や年老いた親など自分よりも弱者を失った場合，本来であれば，自身が犠牲になってでも守るべきであったとか，勇気が足りなかったとか，その時の自己の行動を否定し（後知恵バイアス：前述），今生存していること自体に罪悪感を抱く．

（4）　支援

支援

　災害被災者が新たな人生の物語を書き直すためには，これまでに述べてきた多くの問題を克服する必要がある．これらを個人の力では限界があり，周囲の人間や社会の支援が必要である．

　被災者の救済において重要なことは，まず，心身の安全が確保されること，経済的な再建の道筋が整えられることである．その上で，初めて自身の悲嘆に向き合い，それを乗り越えるプロセスの中で，自己の物語の再構築がなされること可能となる

　1995年の阪神淡路大震災や米国の2001年の同時多発テロ事件の教訓から，サイコロジカルファーストエイド（PFA）と呼ばれる対応の考え方が紹介されている．災害時にこころのケアが重要であるということが広まったが故に発生する混乱や弊害を防ぐ為に，サイコロジカルファーストエイドが必要になったともいえる．

　ここで述べられている最も重要なことは，災害時にはまず「専門家ができること」「専門家がやりたいこと」を行うのではなく，傷を受けた人々のそばに行き，常識的で当たり前の気遣いをしながら，落ち着くのを待つ．落ち着く為の手助けが必要な場合は簡単な介入を行うこともあるが，無理になだめようとせず，様子を見守る．その人が何に困っているか，何を必要としているかが見えてくれば，具体的に手助けをする．自分にはできないことであれば，できる人や機関を紹介する．これらはメンタルケアを行うものにとっては当たり前のことであるが，一方でこういった当たり前のことが当たり前のこととして実施不可能な状況が災害であるとも

いえる.

支援者に対する支援

多くの支援者は震災直後から休むことなく働き続け疲弊している.一方で直接の被災者と違いその労が認めてもらえないことが多い.

「震災後,自分にはやれること,もっとやるべき仕事があったのでは,と後悔してしまう」
「仕事へのモチベーションがない.なんのために働いているのかわからない」
「みんなのために,被災地のために,と思って頑張るにも限界がある」
「市民から非難されると本当に辛くなる,辞めたくなる,死にたくなる」
「震災直後,家族を守って家にいた人と職場に駆けつけた人との間で言葉にならない亀裂を感じる」

これらは阪神淡路大震災,東日本大震災において被災者支援のために働いていた支援者達から発せられた声の一部である.これらの声からも自らが被災しながら支援することの複雑な構図が推察される.また外部から多くの支援者が集まったが,現地で無惨な遺体を目の当たりにし心的にストレスを負っている支援者も多く,加えて外部からの支援者が現地で二次的に被災したケースも報告されている.

一般的に支援者が経験しうる業務上のストレスとして,二次災害や殉職,凄惨な遺体の目撃や遺族との関わり,自分自身が被災者である場合,過剰労働に陥りやすい,社会的な責任が重視される,「弱音」を語りづらい,などの問題がある.

こういった支援者に関連する二次的心的外傷ストレスは,個々の支援者が自らのこころの健康を維持するためにこころがけていく要素と,組織として求められる支援者へのケアという二段構えの対応が必要である.

そしてなによりもその根源にあるのは,働く者たちへの敬意,ねぎらい,いたわりであり,これは二次的心的外傷ストレスを負ったスタッフの回復に大きな役割を果たすと考えられる.

【サイドメモ】

PTSD(post traumatic stress disorder; 心的外傷後ストレス障害)

客観的にみれば心的トラウマの「後」であるにもかかわらず,本人の気持ちの中で原因となったトラウマ体験そのものが再現されていて,本人としては外傷のただ中にいる状態のこと.トラウマ体験が本人の意思とは関係なく心の中に「侵入」し,その時と同じ感情(恐怖など)が甦ってくる.それに伴って,緊張,不安が高まり,苛立ちや不眠になったり(過覚醒),逆に自己や周囲のことに対して無関心に(麻痺)なったりする.

第 2 部　死生の際で求められる「気づく力・考える力・行動する力」

注

1 ）総務省（2013）平成 24 年救急・救助の現況（http://www.fdma.go.jp/neuter/topics/kyukyukyujo_genkyo/h24/01_kyukyu.pdf）
2 ）警視庁（2013）平成 24 年犯罪情勢（http://www.npa.go.jp/toukei/seianki/h24hanzaizyousei.pdf）
3 ）内閣府（2013）『平成 24 年中における自殺の概要』「第 1 章　平成 24 年における自殺の概要」（http://www8.cao.go.jp/jisatsutaisaku/toukei/pdf/h24joukyou/1.pdf）
4 ）瀬藤乃理子，丸山総一郎（2010）「複雑性悲嘆の理解と早期援助」『緩和ケア』20（4）：338-342.
5 ）金吉晴（2006）『心的トラウマの理解とケア　第 2 版』株式会社じほう.
6 ）飛鳥井望（2008）「暴力的死別による複雑性悲嘆の認知行動療法」『トラウマティックストレス』vol. 6. 59-65.
7 ）MSN 産経ニュース 2013 年 8 月 24 日　産経デジタル　2013 年（http://sankei.jp.msn.com/life/news/130824/bdy13082413200001-n1.htm）.
8 ）遷延性意識障害
　　高度な脳機能障害のため，意思の疎通が困難で，自力で異動したり摂食ができない状態が治療にもかかわらず，3 か月以上続いている状態.
9 ）リビング・ウイル（Living Will）
　　重病になり自分自身では判断ができなくなった場合に，どのような治療をどこまで行って欲しいかを事前に説明しておく書類.
10）小松美彦（2004）『脳死・臓器移植の本当の話』PHP 新書.
11）ビヴァリー・ラファエル／石丸正訳（1988）『災害の襲うとき　カタストロフィの精神医学』みすず書房.
12）宮地尚子（2011）『震災トラウマと復興ストレス』岩波ブックレット 815.
13）加藤寛＋最相葉月（2011）『心のケア　阪神・淡路大震災から東北へ』講談社.
14）萩尾信也（2011）『三陸物語　被災地で生きる人々の記録』毎日新聞社.
15）清水哲郎，島薗進編集（2010）『ケア従事者のための死生学』ヌーヴェルヒロカワ.
16）ポーリン・ボス／南山浩二訳（2005）『「さよなら」のない別れ　別れのない「さよなら」——あいまいな喪失』学文社.
17）南山浩二（2003）『ポーリン・ボス　曖昧な喪失　研究の検討——その理念と概要』静岡大学人文学部.

第9章 神経難病（ALS）が抱える課題

　神経難病は治癒困難な進行性の疾患であり，多くの場合身体障害をきたすため医療のみならず介護が必要となる．特に筋萎縮性側索硬化症（amyotrophic lateral sclerosis：ALS）は神経難病のなかでも進行が早く平均3〜5年で寝たきりとなり，呼吸不全に陥る．その間様々な医療処置の選択があり，予後に関わる．現在のところ根治療法はないため，診断されたときから死を意識し，さらに気管切開人工呼吸器を選択すれば生きることができるため，極端に制限された身体機能で常時介護が必要な状態での生かあるいは死かの選択を迫られる疾患である．病初期，進行期，終末期とどのように患者の死に対する気持ちに対峙し，生死の選択を迫られる状況をサポートするかが問われる．人間の尊厳や生きる意味を考えさせられる疾患である．

【学習の要点】

- 治療の望めない進行性の疾患において，医療処置（経管栄養，気管切開，人工呼吸器など）の意味をどのようにとらえるのかを理解する．
- 生命予後を長くする選択が必ずしも良い選択になるとは限らない場合，患者の自己決定をどのように支えるのかを理解する．
- 延命治療と緩和ケアの違いは何か，緩和ケアと安楽死の違いは何か，一般の方の捉え方と医療者の捉え方，思い込みの危険性に気づく．
- 倫理的には共感する選択であっても，現在の社会において為し難い選択をされたときにすべきことを理解する．

キーワード▶ ALS，気管切開人工呼吸器，非侵襲的人工呼吸器，完全閉じ込め症候群

第1節　はじめに

　難病とは原因が不明で，治療が難しく，生活にも支障をきたす疾患をさすが，特に神経系の難病は身体障害を伴うことが多く，疾患の進行とともにADLが低下してしまう．その意味で様々なハンディをかかえ，生き難い生を生きることになる疾患である．近年の治療の発展により，完治は困難ながら，多発性硬化症や重症筋無力症のように進行や再発を予防できたり，パーキンソン病のように症状を改善できるようになった神経難病も多くみられる．しかし，いまだ治療が困難で，持続的に進行する神経難病もあり，その代表的な疾患が比較的短期間で致命的になる筋萎縮性側索硬化症（Amyotrophic lateral Sclerosis：ALS）である．本章では神経難病の中でも様々な困難を抱えるALSについて述べる．

第2節　ALS──疾患の概略

　ALSは体を動かすことを司る運動の神経がおかされる運動ニューロン病の一種で，徐々に全身が動かなくなる疾患である．今のところ根治は難しい上に神経難病としては進行がはやく，呼吸が弱くなって人工呼吸器を使用しなければ死に至るため，難病中の難病といわれる．進行の様式は個々の症例によって異なるが，典型的には手の筋力低下（ペットボトルが開けられない，箸が上手く使えないなど），筋肉のやせ（筋萎縮）で発症し，徐々に肩にむかって，また反対側の上肢にも力が入りにくくなる．さらに進行すると下肢にもおよび，つまずきやすくなったり，立ち上がれなくなり，寝たきりとなる．筋力低下が口や喉の筋肉におよぶと，ろれつがまわらなくなり（構音障害），むせやすくなる（嚥下障害）ため，次第に言語でのコミュニケーションが困難となり，経管栄養が適応となる．進行期には呼吸筋障害をきたし，呼吸不全や感染症が死因となる．眼球運動は比較的末期まで保たれ，自分の意思で動かす随意運動以外の感覚や小脳機能，自律神経，知能などは通常障害されないが，遺伝性の症例など例外はある．さらに気管切開人工呼吸器を装着し病期が長くなると外眼筋麻痺および運動以外の障害も生じ，完全コミュニケーション喪失状態[1]（自分の意思ではどこも動かすことができないためまったくコミュニケーションが取れない状態）となる．また，病初期から認知症を伴うタイプ（湯浅三山型ALS）があることは以前から知られていたが，最近の報告では約10～40％に前頭側頭型認知症を伴うことが指摘されており，注意が必要である．

　生命予後は気管切開人工呼吸器（tracheostomy ventilation：TV）を用いなければ平均約2～4年で死亡するが，非侵襲的人工呼吸器[2]（noninvasive ventilation: NIV）など様々な対症療法を用いることによって軽度ながら予後を改善しうる．また，ALSは初発症状や進行のスピードも非常にばらつきが大きく，平均的な予後があてはまらないことも多いため，個々の症例にあわせた捉え方が必要である．根治療法は難しいが，適切な時期に対症療法を十分にすることでQOLは大きく異なってくるので，病状の見通しをたて，各問題に早めに対処する．

　原因は特定されていないが，約10％は遺伝性（そのうち約20％はSOD1遺伝子異常）である．診断は除外診断で，初発症状から診断まで半年～1年かかる症例が多い．現在のところ確実な診断マーカーはなく，誤診もありえるので，経過が腑に落ちないときには再考が必要である．病理学的には一次および二次運動ニューロンの変性脱落をきたし，残存した神経細胞に異常蛋白の蓄積を認め，近年TDP-43が蓄積していることが明らかとなった．有病率は2～7人／10万人でやや男性に多く，従来好発年齢は50～60代といわれていたが，最近では70代となっており高齢化率以上に高齢発症が増加している．

第3節　一般的な課題

1　予後の悪い疾患であるとの告知——死を意識させられる

症例経過1
　57歳男性　半年前から箸が使いにくいと感じるようになった．会社の部長職として仕事が立て込んでおり，長時間キーボード操作をしていたため，疲れているのかと思っていた．しばらく様子見ていたが良くならないので，整形外科に受診してみたが，軽度の頸椎症があると言われ，牽引を勧められた．しかし，ペットボトルのふたも開けられなくなり，神経内科を受診．いろいろな検査をするように言われ，昨日結果の説明を受けALSと診断された．

　進行がんで発見された時の告知も同じような状況かもしれないが，まだ仕事もできて，少しおかしいと思うことがあるだけなのに，いきなり自分の人生が近い将来終わる可能性が高いということを突きつけられることになる．しかも，徐々に体が動かなくなり，できていたこともできなくなり，最後には寝たきりで食べることも話すこともできず，呼吸が苦しくなって死に至るのだと自覚する．そして，ALSでは「可能性は少なくても抗がん剤を用いて戦いたい」というような治療すらない．
　このような告知を受けてショックを受けないわけがない．信じられないと思うのも無理もない．内容が深刻なだけに，告知の際の医師やメディカルスタッフの態度が患者の疾病受容に与える影響は大きい．
　患者はあまりのショックでとっさには考えられないことが多いが，仕事はいつまでできるのか，体が動かなくなっていくと具体的にはどうなるのか，車いす？　寝たきり？　介護は家族でできるのか，経済的にはどうなっていくのか，いつまで命がもつのか，次々に疑問がわいてくるものである．
　治癒を望めないALSでは治療目標はQOLの向上となる．様々な対症療法を適切な時期に行うことで患者や家族のQOLが大きく異なることは，ALS診療をしているものの実感である．しかし，タイムリーに行うためには患者自身が病気について理解していないと難しい．その意味で告知および疾患受容は本人のQOLの向上に直結する．そもそも，告知は医師（医療者）だからこそする医療介入である．介入するからには告知したことで患者のQOLが改善しなければならない．どう努力してもどうにもならないことは認めるとしても，少しでも状況を良くする治療があること，治癒しないからといっても医療ができることはあり，決して見捨てられるわけではないこと，困難な状況を助ける制度やシステムがあることなど患者のいだく疑問に

対しても丁寧に説明し，力になりたいと思っていることを伝えることは，困難な中での希望につながるはずである．

死を突きつけられた人がどのように感じるかは疾患によらず共通していると思われるが，ALSの場合，その上介護の問題がでてくることと，気管切開人工呼吸器を選択すれば死を免れることができることが他の疾患と異なるところである．多くの場合その選択は自分自身ですることになり，生きるか死ぬかを自分自身で決めることとなる．

2　胃瘻等の選択──進行により様々な医療処置をするかしないか迫られる

症例経過2

　　告知後，特定疾患や介護保険の申請を行い，唯一保険で認められた薬であるリルテックを開始した．本当に医師のいうとおりに徐々に進行し，半年後には箸を使うことはできなくなり，左手でスプーンやフォークを用いて食事をするようになった．また，このころより時々むせるようになり，ろれつもまわらないことが目立つようになった．仕事はなんとか左手の入力で続けていたが，歩行も徐々に難しくなり，発症から2年すぎた段階で，歩行器を用いても休み休みでないと500mも歩けず，通勤ができなくなった時点で退職することにした．最近ではむせないように気をつけながら食べるため，食事に1時間かかる．頑張って食べているが，体重は月に1kgずつ減少しているため，医師から胃瘻を勧められた．かねてより自分は最後は自然がいい，延命治療はして欲しくないと思っていたので，胃瘻は結構と断った．

胃瘻は麻酔により痛みもなく，わずか30分足らずで造設でき，管理も容易なため，誤嚥のある患者に急速に普及していった．また，経鼻経管に比べトラブルが少なく，管理上リスクが少ないことから，主に長期療養先や施設にて経鼻経管は受け入れられなくとも胃瘻であれば転院可能となることも多い．「栄養をいれずに餓死させるわけにはいかないだろう」という理由や急性期病院からの転院促進のために胃瘻が推奨される場合がある．

しかし，近年は特に高齢者の分野で胃瘻の功罪が問題視されている．マスコミも胃瘻が悪であるかのような報道の仕方が目立つ．しかし，老衰で寝たきりになった老人に造設する胃瘻と異なり，栄養が落ちると筋力低下に直結するALSの場合では，摂取カロリーの低下はADLの低下となる．いずれは寝たきりになるかもしれないが，少しでも自立した生活をしたいというのは終末期を迎える患者であっても希望することであり，それを少しでも長く可能にするためには栄養の低下を避けることは重要である．

一般の方が「延命治療は結構」というときの延命治療のイメージはいわゆる「植物状態」を思い浮かべていることが多い．意識もなく，意思疎通もできずに，多数の管が入れられているというイメージである．しかし，ALSで嚥下障害が先行して進行するタイプでは，手足は不

自由でないこともある．そのような時に栄養がおちると，これまでできていたことができなくなる．たとえばトイレまで行くのも大変になる，食事が自分でとれなくなる，など生活の基本的な動作すらできなくなる．

　医療処置の選択は，選択した場合，しなかった場合に，どのようなことが起こるのかをよく理解した上でなされるべきである．医療者は患者の人生に対する考え方，人生の計画（advanced care planning：ACP）を理解するように努め，その上で患者にとっての医療処置の意味を整理して説明し，患者自身がきちんと理解して選択できるようにともに考える姿勢が必要である．

症例経過 3
　最初は胃瘻はしないと決めていたが，食事が入らなくなるにつれて，力も落ちたし，だるさがあり，まだ口から食べられているなら後でやめることもできると聞いて経鼻経管をはじめてみた．鼻から管を入れられる感覚はいやだったが，数日すると管にも慣れてきて，栄養が入ると気分もよくなり，やはり全然違うと感じた．再度胃瘻を作るときの方法や，合併症などについて説明を受けたが，それほど難しいことではなさそうに感じた．このような栄養補給を続けるのであれば，鼻の管をやめて胃瘻にした方が違和感もなくてよいのかなと思うようになった．医師からは延命治療と捉えずに QOL を上げるための一種の緩和ケアと思ってもよいのではないかと言われた．それもそうだと府におちたので胃瘻を作ることを決断した．

第4節　やや難しい課題

1　球麻痺症例で気管切開を優先するかマスクを用いた非侵襲的人工呼吸器を優先するか

症例経過 4
　胃瘻造設は特に合併症もなく無事にすみ，経口にて食事も併用しながら不足分を胃瘻から補うようにした．体重も増え，歩行も安定してきて，以前は休み休みであったのが，歩行器を用いて 500m 程度の距離であれば室外も歩行できるようになった．

　しかし，半年後（発症から約3年）飲み込みはさらに悪くなり，口から食べることが苦痛となってきたため，胃瘻からのみの食事とした．食べるのをやめても唾液を誤嚥するようになり，今回肺炎をおこして入院した．呼吸機能も少し弱くなってきたようで，痰が絡むと咳払いしても出すことができず，息苦しい思いをしている．医師の話では今後もこのような誤嚥性肺炎を繰り返すようになるという．痰をだせない苦しさを避けるためには喉に穴をあける気管切開をすると，そこから痰をすぐに取ることができて，楽になると言われた．既に言葉も通じなくなってはいるが声を出して人を呼んでいるので，声もでなくな

るのではどうしたものか……気管切開も延命治療になるのか……

　球麻痺の進行により，たとえ口から食べていなくても誤嚥をきたすようになるため，たび重なるむせの苦しみや排痰がスムーズにできず，痰が絡んだ息苦しさを経験するようになる．このような場合は気管切開が勧められることがあるが，同時に呼吸障害が進行したらどうするかということが問題となる．気管切開人工呼吸器を希望されている場合はまったく問題ないので，誤嚥が強くなった段階で，肺炎をきたす前に気管切開することが望ましい．しかし，まだ構音障害が高度でなく話ができている場合は気管切開を躊躇する場合もある．特殊なカニューレなどを使用すると構音障害が軽度であれば話すことはできるが，気管切開前よりは話しづらくはなる．

　問題は気管切開人工呼吸器を希望していない場合である．気管切開したあとで呼吸筋が悪くなった場合，どのように呼吸補助を行うのか，または行わないでよいのかの検討をしてからでないと，安易に気管切開に進めない．

　気管切開をした上でできる換気補助の方法としては陽陰圧人工呼吸器[3]（RTX）を用いるか，不十分な換気条件で，気管切開人工呼吸器を用いることにより，限界のある設定とするなどが考えられる．前者はレンタル料の問題などで在宅での使用では経済的問題が発生する．後者はかぎりなく通常の気管切開人工呼吸器に近いものとなるため，長期間の延命効果が得られることに対して理解が必要である．

　一方，気管切開をしては用いることは困難であるが，マスクを用いた非侵襲的人工呼吸器は患者や家族のQOLを向上させ，限界はあるもののある程度の延命効果があることがエビデンスをもって証明されている．また，気管切開人工呼吸器装着を迷っている患者にとっては，機械に依存して生きることの模擬体験ともなる．導入にはこつが必要ではあるが，工夫すれば認容性の高い方法である．時々痰がからむ苦しみなどについては取り去ることはできないが，換気が良くなると排痰も促されるため，使用したほうが痰がらみの苦しさは軽減されることが多い．人工的に咳をさせる排痰補助装置（カフアシスト®[4]）を併用するとさらに効果的である．マスクを用いた非侵襲的人工呼吸器は気管切開人工呼吸器に比べれば不完全な呼吸補助であり，限界があることがむしろ希望される理由となる場合もある．非侵襲的人工呼吸器を優先させるか，気管切開をすべきか，さらに進行したときのことまで考えての選択が必要である．

症例経過5

　　気管切開したとしてもその後も進行し，いずれは呼吸が悪くなると息苦しくなると言われた．今だって痰がなかなかだせないと息苦しくなる．医師は肺炎が治まれば楽になるというけれど，このような苦しみがこれからも続くのだろうか……その先にあるのは死ぬということか……死ぬ前にはもっと苦しくなるのであろうか……
　　しかし，呼吸が楽になるといっても機械につながれて何年も何年も体が動かないまま

生きるなんて自分にはできない．すでに退職して収入の道も断たれている．経済的にも私が生きていることが負担になるだろう．それに，妻や娘の人生を自分の介護で終わらせたくない．今はそれでも生きてほしいといわれるが，これが何年にもなればどうなるものか．
　延命治療はしないと決めていたはずだが，まだ60歳そこそこで死ななければいけないのかと思うと情けない．自分は死ぬ覚悟ができていたのだろうか，まさかこの年でこんなことになるとは……

　気管切開の選択については，たとえ現在の呼吸機能がよくても，将来的に人工呼吸器をどうするかの方針がたたないと決断できない．まだ，それほど死が差し迫っていない状況で，気管切開人工呼吸器とともに生き続けるのか，将来的な死を受け入れるのかを選択しなくてはならない状況に追い込まれることになる．
　気管切開をしないで，呼吸が悪くなったらマスクを用いた非侵襲的人工呼吸器を用いることを選択すれば，痰がらみによる苦しみと窒息の危険性のリスクを覚悟することとなる．一方で気管切開をした場合には，呼吸が苦しくなったときに補助する方法は限られた方法となり，限りなく気管切開人工呼吸器に近い状況となるか，またはそれ以上の延命をあきらめるかを選択することとなる．
　特にまだ高齢とはいえない患者は生きることをあきらめるにはかなりの苦悩が伴う．いずれ来る死を覚悟しているとしても，まだ今ではないとの思いを持っている．それ故限りのある延命であればむしろ選択したいと考える方が多い．当科の経験では気管切開人工呼吸器を選択しなかったALSの60〜70%がマスクを用いた非侵襲的人工呼吸器を使用している．

2　本人の意向と家族の意向が異なるとき

症例経過6

　気管切開人工呼吸器の問題はすぐには決断がつかないし，抗生剤がきいたのか痰も減ってきたので，気管切開はしないで様子を見ることにした．今後の呼吸機能を保つために夜間だけマスクを用いた非侵襲的人工呼吸器をすることになったが，長時間マスクをつけるのはうっとうしくてやりたくないと思っている．やはり気管切開人工呼吸器はしたくないと感じているが，家族は人工呼吸器をつけてでも生きていてほしいという．しかし，動けない状態で生きていくのを自分として受け入れられるとは思えない．やはりことわろう．
　患者本人は気管内挿管や気管切開人工呼吸器はしたくないと医師に意思表示をした．家族は生きていてほしいと，万が一の時には助けてくださいと医師に伝えたが，医師からは本人の気持ちを第一に考えますといわれた．
　退院してしばらくして，再び発熱があり，痰がらみが強くなってきた．病院にいこうと準備している矢先に痰がなかなか出せず，顔色も悪くなって苦しがっている．救急車で

病院につくころには意識はなく，医師からは危篤状態で，気管内挿管，人工呼吸器が必要になるかもしれないと説明された．しかし，本人は希望されていなかったので，できるだけしない方向で救命できるかやってみます，と説明された．家族は助かるのであれば気管内挿管でも人工呼吸器でもして下さいと懇願した．

球麻痺が高度の患者では，特に呼吸も弱くなってきて十分な喀出ができないとしばしば誤嚥性肺炎をきたす．排痰が十分にできないことから重症化しやすく，痰がらみから窒息になることもある．その時期を切り抜けることができれば，またそれまでの状態に改善することもありえるが，そのまま死の転帰となることもある．経口摂取をしている場合は誤嚥による窒息をきたすこともあり，比較的急に危険な状態になる．予測できるときには前もってそのような場合の対応につき本人や家族の意思を確認するようにするが，なかなか具体的にイメージできることは少なく，経験したことのない状況を想像しながら意思決定するようになるため，決めきれない場合も多い．本人と家族の意見が合わない場合も多々あり，そのようなときは，実際にはどのように決めるかを前もって話しておく必要がある．

症例経過 7

　幸い，排痰補助装置を併用して吸引することで多量の痰が吸引され，マスクを用いた非侵襲的人工呼吸器を用いて何とか持ちなおすことができた．再度本人に次にこのようなことが起こってもやはり気管内挿管や気管切開人工呼吸器は希望しないのかを家族の前で尋ねたところ，やはりしないでほしいと意思表示があった．理由を尋ねると，機械に頼って寝たきりで何年も過ごすのは自分の生き方として耐えがたいと思うとのことだった．今回のように悪くなった時には本人に確認することはできないので，直近の本人の考えを尊重することになるが，家族も納得していただかないと本人の意思どおりにすることが難しいことを説明し，前もって考えをまとめてほしいことを伝えた．

　目の前で亡くなろうとしていくときに，しっかりした考えと覚悟がないと，延命処置をせずに見守るということはできない家族も多い．本人は呼吸器をつけたあとの人生を生きていかなければならず，家族はかわることはできない．本人の人生を家族の意思で決めてよいのかを考えてもらう必要がある．急に悪くなったときなど，家族は気が動転してその場の感情で訴えることもあるが，もう一度本人と話し合った時のことを思い出してもらうように促さないと，本人の意思を尊重できなくなる．それでも家族が強硬に主張した場合には従わざるを得ない時もある．本人や家族には医療者の基本的な考え方や立場をよく理解してもらい，そのような状況にならないように前もって家族で意思統一をしていただくことが重要である．

　医療者も本人や家族がどうしてそのような結論に至ったのか，なぜそう考えるのか，を良く理解するように心がける．その方の人生において，それぞれの処置の持つ意味を理解し，患者

や家族の決断が医療者にとっても腑に落ちるところまで話し合ってあれば，いざというときにも自信を持って対処できるであろう．

第5節　解決困難な課題

1　療養環境の問題で人工呼吸器装着を断念する

　気管切開人工呼吸器を導入し在宅で生活するためには基本的には24時間誰かがそばにいなければ安全を保証できない．数分でも人工呼吸器が有効に作動しなければ死につながるからである．また，気管内吸引が必要となり，基本的には本人，家族，医療従事者でなければ吸引行為ができないため，家族が誰かしらそばにいることが条件となる．平成24年度から家族以外の介護者等が資格をとれば吸引ができることになったが，まだまだ24時間カバーするだけの人材は確保できないのが実情である．

　このような条件で在宅にて気管切開人工呼吸器をつけて生活しようとした場合，家族にまったく負担なく他人介護で生活することはまだ一般的とはいえない．自治体間格差が著しく，中には制度を利用しながら気管切開人工呼吸器を用いて一人暮らしをされている方もいるが，どの地域でもできるというわけではない．また，家族とともに暮らすために生きていきたいと思う方も多い．そのような場合には家族の協力がなければ実際には生活ができないことになる．

　在宅を断念して，施設や病院で生活することもできるが，集団生活を余儀なくされ，また，気管切開人工呼吸器を受け入れる施設は限られ，マンパワーや管理上の問題からQOLの高い生活ができるかは難しいところである．このように社会的制約がある中で生きる道を選ぶことになる．

　中には本人はまだ死にたくない，気管切開人工呼吸器をつけてでも生きたいと希望されても，家族が今後の介護負担への危惧からとても介護できないと反対する場合がある．逆に家族は介護するとはげましても，その負担を考えて本人が在宅を断念することもある．家族と離れても生きていく道をえらぶのか，可能性のある施設を見学し，そこでの生活で生きていく決心ができるのか，考えてもらうことになる．

　成熟した社会は他人の権利を侵害しない限り，生きたい人が生きられる社会であるはずであるが，今の日本でもそこまでの社会保障を達成できていないのが現実である．

　このように，病状を含め気管切開人工呼吸器をつけて手に入れることのできる人生の質を確認した上で決断してもらう必要がある．こんなはずではなかったと人工呼吸器による治療を中止してほしいといわれても，現在の日本では非常に困難だからである．

2　人工呼吸器をはずしてほしいといわれたときどうするか

ここでは実際に将来人工呼吸器を中止してほしいと訴えている患者さんについて取り上げる．NHKスペシャルでも実名で取り上げられた照川さんについて紹介する．

　照川さんは警察官で人一倍健康には自信があった．49歳の時に発症し，ALSと診断され，比較的進行が早く人工呼吸器が必要な状態となった．本人は動けなくなって生きていくこと，家族に介護負担をかけることに抵抗があり，呼吸器は付けたくないと思っていたが，実際に苦しくなってみると「死んでたまるか」という気持ちがわき，家族の強い希望もあり人工呼吸器装着になった．
　装着してからは「体は不自由でも心は自由」とその人生を受け入れて，「伝の心」（特殊な入力が可能なコンピューターシステム）を用いて，執筆活動をしたり，ピアサポートをしたり，積極的に生きている．ALSの患者会であるALS協会の役員もしていた．
　ところが，人工呼吸器を使い始めた後も進行し，12年たって，四肢は動かなくなり，わずかに動く頬で入力するという状態になっている．いずれ自分がどこも動かなくなって，コミュニケーションがまったくとれなくなったら，社会的な死を意味するので，人工呼吸器をはずして死なせてほしいという要望書をかかりつけの病院に提出した．病院倫理委員会は1年の議論の末，妥当な要望と認め，さらに院外の有識者で作られている倫理コンサルテーションにも相談したが，やはり妥当との判断であったため，院長に答申した．しかし，院長は社会的合意が得られている案件ではないため，判断を保留とし社会全体で議論してほしいと訴えた．
　照川さんはたまたま院長が結論を出したその年の夏に高熱をだしたあと，まったくコミュニケーションが取れない状態になった．数か月後に再びコミュニケーションがとれるようになったが，そのような疑似体験をしたあとでも，やはり，要望の意思は変わらなかった．今現在はコミュニケーションができているので，すぐに死にたいわけではなく，調子が悪い時には病院にもかかるし，救急車をよぶこともある．決して今の状況で生きることを否定しているわけではなく，今現在も積極的に生きている．しかし，コミュニケーションが完全にとれない状況になったときは呼吸器を中止し，栄光ある撤退をしたいと希望している．

照川さんが危惧するような完全コミュニケーション喪失状態になるのは，当科の経験および他施設の報告では5年以上人工呼吸器を装着している患者の約2割である．すべての方がすぐにこの状態になるわけではなく，10年〜20年と最後までコミュニケーションが取れる方もおられるので，その予測は難しい．そのような状態になるのであれば人工呼吸器をつけたくない

と，断念する方もおられるが，一部の方におこるという事実を知らない場合もある．比較的進行の早い方に多い傾向はある．

現在工学の世界の進歩はめまぐるしく，コミュニケーション手段の開発も様々行われている．たとえどこも動かなくとも，脳波，脳血流，Brain machine interfaceなどを用いてコミュニケーションを図ることができる．今後はもっと技術革新していくものと思われる．しかし，それまでの間，自らの意思表示ができない苦しみは継続することになる．

ALSの人工呼吸器の停止は欧米先進国で捉えられているように単に治療の停止という解釈でよいであろうか？　継続していれば生きられるものをあえて中止して死に至らしめるとしたら，安楽死とどこが異なるのか，という点を議論しなければならないだろう．

安楽死のなかで薬物等を投与して死に至らしめる場合は積極的安楽死，応じれば延命できる医療処置をあえて行わないで結果的に死に至るのは消極的安楽死と定義されるが，人工呼吸器の停止は消極的安楽死に当たると思われる．尊厳死は別な概念であるが，本ケースも尊厳死を求めているともいえる．

気管切開人工呼吸器を用いていても，たとえば高名な物理学者のホーキング博士はケンブリッジ大学で人工音声を用いて講義を継続していたり，前ALS協会会長の橋本操さんは海外の会議にもでかけ，全国飛び回ってALS患者のために奔走している．このようにALSで気管切開人工呼吸器を用いて生きている方々を単に延命治療で生き延びているというカテゴリーにあてはめられるのかというと非常に疑問である．

では呼吸器を中止するのは自殺のようなものであろうか．自分ではどこも動かずに自殺できない人が死にたいと願ったときに，誰かが補助して死に至らしめることは許されるのであろうか．死にたいと願うほどの苦しみの原因が病気だとしたら自殺は許されるのであろうか．

将来的な人工呼吸器の中止がありえるのであれば，「人工呼吸器をつけてとにかく生きてみよう」と思う患者は増え，多くの患者にとってさらに有意義な人生をすごすチャンスが生まれるであろう．一方，ひとたび人工呼吸器の中止を認めれば，本来生きていたい人も，周囲の負担等考えて中止すると言わざるを得なくなるという無言のプレッシャーになるのではないかと危惧する意見もある．

平成21年に日本神経学会認定の神経内科専門医約4500名を対象にアンケート調査を行い，約1500名（34%）の回答を得た．人工呼吸器をはずしてほしいと本人または家族から依頼された経験があると回答したのは21%で，少なからぬ割合でそのように思う患者または家族がいることを示唆した．ALS患者の人工呼吸器取り外しの是非については，58%が何らかの条件付きで認めるべきとしたのに対して，24%は認めるべきでないと回答している．専門医の間でも，けっして意見が集約しているわけではないことがわかった．

生きることさえ選択できない社会を変えていく努力をするとともに，真摯に自身の生死と向き合って訴えている方がいる現実から目をそむけてはいけない．普遍的な正解があるわけではない問題のため，個別性を尊重して解決に向けるためのプロセスについて実行可能な社会のコ

ンセンサスが必要なのではないか．平成19年5月に厚生労働省から出された「終末期医療の決定プロセスに関するガイドライン」はこのようなプロセスを示したものであり，照川さんの訴えもこのプロセスを踏んだといえる．しかし法的にも問題ないという保証がなければ実際には実行するのは難しいというのが現状である．

【サイドメモ】

呼吸障害が進行した時に気管切開人工呼吸器を選択するかどうかについての決断は時間がかかるものである．告知後，間もない時に決断を迫る医療機関があるが，そのような時期に考えることと，実際に進行した時点で感じることは異なるのが当然である．早くから決断を迫ると，自らの決めたことに囚われて思考停止に陥ってしまうことがある．人の考えというものは同時に相矛盾する何通りもの希望を持つものである．「言うことがころころ変わる」と評されることがあるが，変わっているのではなく，複数の思いがあり，その時々で表現する内容が異なってしまうのであろう．そのようなものであることを受け入れて，なぜそう感じるのかを話し合っていくうちに，振り子が収束するように心が決まって来るものである．医療者はこの過程に辛抱強く付き合って，本人でさえ，つかみ切れていない自身の望みを実現可能な範囲で見つけていくことになる．

注

1) 完全コミュニケーション喪失状態に近似した用語として「完全閉じ込め症候群（totally locked in state：TLS）」がある．完全コミュニケーション喪失状態と同じ意味として用いられることも多いが，提唱された時には「随意筋がまったく動かない状態」と定義されており，この場合は脳波や脳血流など随意筋以外の方法でコミュニケーションが取れる場合も含むことになる．それに対して「完全コミュニケーション喪失状態」は，そのようなあらゆる手段を使ってもコミュニケーションが取れない，まったくコミュニケーション手段が閉ざされた状態という意味で用いる．
2) 気管切開人工呼吸器（tracheostomy ventilation：TV）は喉に穴をあける気管切開をして，そこに気管カニューレをいれて人工呼吸器に接続する．肺が閉鎖空間になり，空気を送り込むのでしっかりした人工換気となり，肺自体に問題がなければ人の呼吸を代行しうる（図9-1）．それに対して非侵襲的人工呼吸器（noninvasive ventilation: NIV）は鼻や鼻口にマスクをして吸気時に強い圧を，呼気時に弱い圧をかけて，より多くの空気を吸ってもらうためのものである．閉鎖空間でなく，肺以外にも空気がもれるため，不完全な換気方法となる（図9-2）．
3) 陽陰圧人工呼吸器（RTX）はドーム型のキュイラスを胸腹部にまき，閉鎖空間とし，そこに陽陰圧をかけて呼吸させる人工呼吸器（図9-3）．より自然な呼吸となるが，経済的な問題から在宅に導入しづらい．
4) 排痰補助装置（カフアシスト）　陽圧で空気を送り込んだ後に急速に陰圧で引くことで，人工的に咳を作り出す装置（図9-4）．自分の力では十分な咳ができなくなっている場合の排痰に有効である．

参考・引用文献

The EFNS Task Force on Diagnosis and Management of Amyotrophic Lateral Sclerosis (2012) "EFNS gidelines on the Clinical Managiment of Amyotrophic Lateral Sclerosis (MALS) -reviced report of an EFNS task force," *European J of Neurology.* 19: 360-375.

Brasio GD, Sloan R, Pongratz DE. (1998) "Breaking the news in amyotrophic lateral sclerosis," *J Neurol Sci.* Oct; 160 Suppl 1: S127-33.

終末期医療の決定プロセスに関するガイドライン-厚生労働省 www.mhlw.go.jp/shingi/2007/05/dl/s0521-11a.pdf

Bourke SC, Tomlinson M, Williams TL, Bullock RE, Shaw PJ, Gibson GJ (2006) "Effects of non-invasive ventilation on survival and quality of life in patients with amyotrophic lateral sclerosis: a randomised controlled trial," *Lancet Neurol.* 5: 140–147.

Sykes N (2006) "End of life care," In Oliver D, Borasio G, Walsh D. eds. *Palliative care in amyotrophic lateral sclerosis : from diagnosis to bereavement.* 2nd ed. Oxford: OUP, 287–300.

厚生労働科学研究費補助金難治性疾患克服研究事業「特定疾患患者の自立支援体制の確立に関する研究」班(2011年3月)「筋萎縮性側索硬化症患者の意向の尊重とケア(事前指示)に関する検討中間報告」.

植竹日奈,伊藤道哉,北村弥生,田中恵美子,玉井真理子,土屋葉,武藤香織(2004)『ALS・告知・選択「人工呼吸器をつけますか?」』MCメディカ出版.

荻野美恵子(2009)『緩和ケアにおけるモルヒネの使用は EBM神経疾患の治療』中外医学社,336-340.

難波玲子,高橋貴美子,荻野美恵子,橋本司,妹尾昌幸(2011)『神経難病在宅療養ハンドブック――よりよい緩和ケア提供のために』成田有吾編,メディカルビュー社.

第10章　認知症患者と家族の生活

　ほとんどの認知症は慢性的に進行し，死にいたる病であり，患者と家族は数年から10年におよぶ長く，暗い旅路を歩む．

　患者の苦悩は軽度から中等度に強く，軽度の時期は言語化された魂の痛みの中に，中等度の時は漠然とした得体の知れない強い不安感の中にいる．重度になると，自己同一性を失っていくが，大切な人と苦痛なくおだやかに過ごすことの価値が高まる．

　家族は，大切な人と緩やかに別れていく．喪失を体験する一方で，家族は患者の補助自我としての役割を担う．末期では，肉親の命の選択を含む代理意思決定者となり，家族の苦悩は高まる．

　医療やケアに関わる専門職チームは，患者と家族の生き方を理解し，患者と家族の幸せを中心におき，継続的に支援することが重要である．

【学習の要点】

・認知症の illness trajectory を理解する．
・本人の生活機能の変化と精神世界の変化を理解する．
・本人の変化が家族に与える影響と教育的支援を含む家族支援の方法を学ぶ．
・終末期の患者への緩和ケアと家族の意思決定支援の具体的方法を理解する．

キーワード▶認知症，スピリチュアルペイン，緩和ケア，代理意思決定

第1節　認知症の自然経過と死

1　認知症と死

　認知症とは，発達期以降一度獲得した知能が，後天的に脳や身体疾患を原因として慢性的に低下をきたした状態で，社会生活や家庭生活に影響を及ぼす疾患群である．認知症には70以上の疾患が含まれており，その経過は基礎疾患によって異なるが，認知症の約5％をしめるtreatable dementia を除いて，ほとんどの認知症は慢性的に進行し，死にいたる疾患であることは十分に認識されていない．

　緩和ケアは，がんに限らず「生命を脅かす疾患による問題に直面している患者とその家族に対して」（WHO 2002年）提供されるべきケアであり，現在では進行した認知症患者のケアは緩和ケアを基本とすべきであると考えられている．スウェーデンの Beck-Friis Barbro 博士が，が

ん患者に対する緩和ケアの理念が認知症の症状緩和にも当てはまることに気づき，認知症の緩和ケアの概念を確立して約20年にもおよぶが，わが国においては，認知症患者には緩和ケアが優先するという考え方は十分広まってはいない．また，認知症患者と家族が体験する死と認知症とともに生きるという経験についても，十分共有されているとは言えない．

2　アルツハイマー型認知症の自然経過と死

　認知症の基礎疾患として最も多いアルツハイマー型認知症（AD）の自然経過について解説する．アルツハイマー型認知症は，記憶障害が中心の軽度認知障害（amnesticMCI; amnestic mild cognitive impairment）という前段階を経て発症すると考えられている．この軽度認知障害の時期とアルツハイマー型認知症との境界は必ずしも明確ではないが，軽度認知障害の半数の人が4年で認知症に移行すると言われている．

　アルツハイマー型認知症はいったん発症すると緩やかなスロープを下りるように進行し，発症後約10年で死に至る疾患と考えられている．アルツハイマー型認知症の進行スピードは人によって異なり，その人固有のスピードがあり，発症から死に至るまで，早い人で数年，緩やかな人で20年の幅がある．基本的に，途中から急にスピードが速まったり，緩やかになったりはしないと考えられている．

　アルツハイマー型認知症は，数分前から数日前の近時記憶の障害から発症する．アルツハイマー型認知症ではこのような近時記憶の障害が主体の軽度の時期が2～3年続く．この時期は，近時記憶の低下，細かい日時や曜日の混乱が目立つようになる．改訂長谷川式知能評価スケール（HDS-R）では，遅延再生のわずかな失点（6点中5点など）と曜日や日付の失点，また前頭葉の機能の低下を反映して，野菜の名前を答える言語性流暢性で失点するのが軽度アルツハイマー型認知症の特徴である．

　軽度アルツハイマー型認知症に特徴的な行動心理徴候（BPSD）としてとられ妄想が知られているが，軽度の時期にはまだ行動心理症状の出現はそれほど多くはない．

　中等度の時期になると，記憶障害は，近時記憶だけでなく，しだいに前頭前野の機能である即時記憶の低下，さらに，大脳皮質に障害が及ぶと古い記憶が最近の記憶から順に障害されていく．

　アルツハイマー型認知症中等度の時期は，通常4～5年持続する．この時期にはさまざまな脳の機能が障害され，実行機能障害，失行などの中核症状が進行し，日常生活に必要な行為が，複雑なことから順にできなくなり，生活機能障害が進行する．そして，最終的には生活のほとんどすべてに介護が必要な状況となる．

　また，記憶障害が進行するにつれて，見当識が時間，場所，人の順で障害されていく．時間の見当識は，細かい時間だけでなく，しだいに月や季節，年や時代の混乱へと進んでいく．この中等度の時期は，行動心理徴候が出現しやすい時期でもあり，介護者の介護負担が最も強い

時期である．

　アルツハイマー型認知症は発症後約7年で，重度になると言われている．重度の時期には，身近な人がわからなくなり，意味のある会話が成り立たなくなるなど，認知障害は一層進行する．重度の時期の特徴は，排泄の障害などの身体症状が出現するようになり，感染症や骨折などの身体合併症の頻度が増加することである．重度の時期になると，認知症の精神症状への対応（介護）から，しだいに様々な身体合併症との戦いへと移行していく．

　アルツハイマー型認知症では，重度になるまで運動野と情動をつかさどる古い脳の機能が維持される．しかし，最期の半年〜2年は歩行障害が出現し，寝たきりで過ごす．寝たきりになると，尿路感染症が3.4倍に，下気道感染が6.6倍となり，合併症の管理がより重要になる（Magaziner, J.et al, 1991）．

　重度の時期になると，施設入所になるケースも多くなるが，在宅介護を継続する家族も少なくない．在宅で利用するサービスは，通所ケアを中心としたサービスから，訪問診療や訪問看護，訪問介護などの訪問系サービスに移行していく．

　嚥下反射は重度に入ると少しずつ低下しはじめ，最終的には消失する．この嚥下反射の消失を客観的方法で確認することで，末期の診断がなされる．末期と診断され，まったく経口摂取ができなくなると，何もしなければ1〜2週間，末梢輸液や皮下輸液だけを行うと2〜3か月，胃瘻などの経管栄養をおこなっても約1年で死にいたると考えられている．

　臨床的にはアルツハイマー型認知症患者は，診断後平均4.5年で死亡しているという報告がある（Jing Xie, 2008）．Larsonらはアルツハイマー型認知症患者の診断後の生存期間は同年代の人の約半分であり，男性は4.2年，女性5.7年で，若年ほど生存期間に差が大きいと報告している（Eric B. Larson, 2004）．

　アルツハイマー型認知症の全経過が10年前後と言われているのにかかわらず，実際の予後が短い理由は，1つは発症から診断まで2年程度を要すること，もう1つはアルツハイマー型認知症患者の9割は内科疾患を合併しており，長い経過の中で重度，末期に至る前に他の合併症で死亡することが多いためと推定される．実際，認知症を持っている患者は，その重症度にかかわらず，死亡リスクが上昇することがわかっている（Sachs GA,et al. 2011）．

　認知症高齢者は，高齢のため急性疾患による典型的症状が出現しにくいことに加え，認知症のため症状を伝えることができず，受診行動をとることができないことなどから，病気が見過ごされやすいと考えられる．

　米国の22か所のNursing Homeで，進行認知症323人（平均年齢85歳，男47・女276例，アルツハイマー型認知症234人（72.4％），脳血管性認知症（VD）55人（17.0％），平均在所期間3年，認知症と診断されてからの期間の平均6年）を18か月間追跡した報告では，18か月間に入居者の54.8％が死亡しており，平均生存期間478日で，半年以内に死亡する確率24.7％であった．肺炎を発症した例の46.7％，発熱例の44.5％，摂食障害例の36.8％が半年で死亡していた（Susan L. Mitchell, et al. 2010）．進行期アルツハイマー型認知症はがんや重症心不全と同じく予

後不良の状態と考えるべきである．

ルンド大学で認知症の診断で病理解剖実施の524例のうち，アルツハイマー型認知症の死亡原因では，循環器疾患が23.2%，呼吸器疾患（肺炎）が55.5%で，アルツハイマー型認知症の死亡原因では肺炎が最も多いと考えられる．一方，中等度までのアルツハイマー型認知症では，心血管性疾患による死亡が多く，重度アルツハイマー型認知症では肺炎の死亡が多いこともわかっている．

3　非アルツハイマー型認知症と死

脳血管性認知症では，抗血小板療法や抗凝固療法など進行を食い止める方法があるが，予後は，全般的にアルツハイマー型認知症より短いであろう．脳血管性認知症の予後は脳卒中の基礎疾患や合併症，全身状態によって様々であるが，日本人で最も多く，生命予後がよいラクナ梗塞を繰り返すタイプの脳血管性認知症の場合でも，仮性球麻痺や運動障害が比較的早くから出現するため，アルツハイマー型認知症よりも予後は不良である．また，アルツハイマー型認知症では認知症が重症となるほど予後が不良であったのに対し，脳血管性認知症では認知症の重症度と予後の相関はない．

レビー小体型認知症（DLB）では，認知機能の低下はアルツハイマー型認知症と同等かより急速であり，発症からの生存期間はアルツハイマー型認知症よりやや短いと報告されている（Neef, D. et al. 2006）．

前頭側頭型認知症（FTD）の診断後の平均生存期間は4.2年，発症からの平均生存期間は6年あるいは7.6年と報告されており，概してアルツハイマー型認知症より短いと考えられている（Garcin, B. et al. 2009; HYPERLINK "http://www.ncbi.nlm.nih.gov/pubmed?term=%22Hodges%20JR%22%5BAuthor%5D" Hodges JR, et al. 2003）．

第2節　認知症患者にとっての死と認知症とともに生きるということ

ここでは，アルツハイマー型認知症をモデルに，認知症とともに生きる人がどのような精神世界の中で，生きているのかについて解説する．

1　発症から受診まで

アルツハイマー型認知症では，もの忘れに最も早く気づくのは多くの場合本人である．他の疾患と同様に，早期の患者の多くは自分の中の変化に対しての自分なりの解釈モデルを持っている．たとえば，「去年転んで頭を打ったのが影響しているのではないか」「最近，家族の事で

ストレスが多かったからではないか」「認知症になりかけているのではないか」などと心配しながら，一方でその考えを否定し，心のバランスを保とうとしている．

また，患者は自分の中ではこのような葛藤をもちながら，家族や周囲に対してなるべくもの忘れを隠そうと振舞う．しかし，病が進行し，日常生活を営むのに支障がでるほど能力が低下した時や，家族の入院や結婚，転居，旅行など急に生活環境が変化し，普段以上の能力を求められるような状況が発生すると，家族や周囲から見ても変化が明らかになる．そうすると，周囲に隠し切れなくなり，一番身近な家族が異常に気づく．家族は，異常が繰り返されると病気ではないかと疑い，専門病院を探したり，病院へ連れて行く口実を考えたりする．このような長い葛藤の時を経て，初めて患者と家族が医療機関の門をたたくのである．

2　軽　度

軽度の時期には，日々の生活は何とか自立しており，生活障害を援助する介護保険サービスの必要性はそれほど高くない．しかし，心理的な不安や危機感，スピリチュアル・ペインに対するケアニーズは高い．

認知症は従来病識がないと言われてきたが，前頭側頭型認知症以外の認知症の早期では，ある程度病識があると考えられている．特に，軽度アルツハイマー型認知症では，病識をもっている患者が多く，自分の中で起こっている変化を自覚し，何らかの解釈モデルを持っていることが多い．

アルツハイマー型認知症を発症すると，仕事や料理の手順が不意にわからなくなったり，今まで当たり前にできていたことが，十分注意をはらっても失敗するようになったり，上手くできなくなるという経験を繰り返し，もどかしさや歯痒さを感じるようになる．また，様々な失敗を周囲の人から指摘されることで，気持ちが落ち込み，自発性が低下し，ひいてはうつ状態や引きこもりを引き起こすこともある．

一方で，アルツハイマー型認知症患者の不安感や心理的苦悩，スピリチュアル・ペインは，時間の感覚が保たれ，未来を考えることができ，様々な想像を巡らせることができる軽度の時期が最も大きいと考えられている．

時間的な感覚がある程度保たれている軽度アルツハイマー型認知症では，「自分はどうなってしまったのだろう」，「これから自分はどうなるのだろう」という不安感に駆られ，自分らしく生きることが脅かされ，自分自身すら分からなくなるのではないかという強い危機感を感じるだろう．

不安定な心理状態にある患者は，自分の周囲で起こっている不可解な事柄に理由付けをしようとし，時として被害的な態度をとることで心の安定を保とうとしている．そして，このような態度によって，ますます周囲との軋轢を強めていくことになる．

アルツハイマー型認知症患者は，軽度の時期には自分の心情を言語化することができる．自

分が描いていた未来と現実のギャップに,「迷惑かけるばかりの存在になってしまった.」「早く施設に入ったほうがよいのではないか？」「何故自分だけこういうことになるのか？」など,強いスピリチュアル・ペインを表出する場合がある.

このような軽度の時期のスピリチュアル・ペインに対しては,心理的サポートやスピリチュアル・ケアが必要とされている.家族や友人の心理的サポートを得ることができる人は幸運である.多くの場合,軽度の認知症患者の心理的支援は,十分なされていない.

フォーマルなサービスだけでなく,患者会あるいは本人会議のようなpeer groupなどインフォーマルなリソースを地域につくることや心理外来のような軽度の患者が継続的に相談できる場（医療的支援）が必要とされている.

3　中等度

アルツハイマー型認知症型認知症が進行し,中等度の時期となると,生活機能障害が進行し,日々の生活にケアが必要な状態となる.

軽度のときには,患者には時間の流れに対する感覚があり,自分自身が失われていくことへの不安や患者のスピリチュアル・ペインが言語で表出されることがあったが,中等度になると,時間の感覚が曖昧となり,未来の概念は徐々に失われ,明確で言語化できる不安感から,漠然とした得体の知れない不安感に苛まれるようになると推測される.

アルツハイマー型認知症が中等度になり,記憶障害と見当識障害が進行すると,患者は現実の世界と違う世界に生きている感覚を持つ.患者は混乱し,現実の世界に適合しようと,もがき,苦しむ.

近年,行動心理徴候は,認知症患者が現実の世界に適合しようと,もがき苦しんでいる徴候であるととらえられるようになってきている.

アルツハイマー型認知症は,軽度の時期から発語や語彙の減少がみられると言われているが,さらに中等度となると,失語が進行し,思考がまとまらなくなり,気持ちや考えを言語化する能力が低下する.複雑な心境をきちんと言語化することは困難となり,心の葛藤やスピリチュアル・ペインは行動心理徴候として表出されるようになる.

「身の回りの世話を焼こうとすると,急に怒り出してしまった」「お風呂に入るように説得していたら,急に叩かれた」「暗くなると,不安げな表情で,家から出ていこうとする」

このような行動心理徴候は,自分の存在意義や役割を喪失することに対する怒りかもしれないし,混乱と極度の不安の中で安らぎを求める行為かもしれない.

周囲の人は,認知症患者が認知の障害に基づく異なる世界を生きていることを十分認識し,患者からみた世界について理解するように努め,患者の行動の意味を考え,心の痛みに気づく感性をもつ必要がある.とりわけ,人の役にたたないことが大きい苦痛と感じる高齢者が多いということには十分配慮しなければならない.患者には,「やれることを奪われない権利」が

あることを肝に銘じ，患者が生活の中で，人として尊厳のある扱いがされているか，常に注意を払っておく必要があろう．

中等度アルツハイマー型認知症となると，生活の様々なことを自分で決めることができなくなってくるため，継続した意思決定の支援が必要である．患者の性格，ライフストーリーや生活などをよく知っている人が，情報を整理し，選択肢をしぼって提示することによって，中等度の時期の認知症高齢者も，自分で自分の生活のことをある程度決めることができる．

4 重度から末期

重度アルツハイマー型認知症となると，日常生活はほぼ全依存となり，近親者を認識できないこともしばしばある．断片的な古い記憶だけが残り，言葉の数も少なくなり，意味のある会話が困難となる．

重度アルツハイマー型認知症でも初めは部分的には自己同一性（自分は何者で，何をなすべき者かという概念）が保たれていると言われているが，進行すると自己同一性は完全に失われる．そのような時期になると，自らの存在を意識することもなくなり，自分の死に対する恐れを感じたり，スピリチュアル・ペインを生じる状態ではなくなっている．

認知症は過去を失っていく病であるが，患者の精神世界においては，過去と同時に未来の概念も喪失している．つまり，重度アルツハイマー型認知症では，滔々と流れる自らの人生の時の感覚はなくなっており，過去も未来もない時の狭間に漂っているような感覚であろうと言われている．重度認知症患者の中には，未来のために今何かを我慢するという概念はない．そのため，つらい検査や処置などは，本人にとって拷問に等しくなると考えられている．重度認知症患者に対しては，基本的に緩和ケアが唯一提供されるべきケアである．

一方，重度アルツハイマー型認知症でも，辺縁系など古い脳の機能がある程度は保たれていると考えられている．具体的には，喜怒哀楽の情動や人との絆を感じる脳の機能，快・不快（苦痛）を感じとる脳の機能は，衰えたとはいえある程度保たれていると考えられている．

重度認知症患者では，言葉による意思疎通が困難になるが，言葉以外の積極的な接触や外部からの刺激に反応する力は残っている．たとえば，周りの人の表情からその人の感情を感知する力はそれほど衰えないとされており，介護者のほほえみを伴う行動と認知症患者の意味のある行動は相関すると言われている．重度認知症となっても，人と人の積極的な働きかけが感情や行動を改善することがわかっており，重度認知症の方に対して，介護者がおだやかな声で，ほほえみながら，ゆったりと語りかけることは，認知症の患者によい影響をもたらすことは疑いようのない事実である．逆に，重度認知症患者は，適切な働きかけがなければ，自分の中に閉じこもってしまうようになる．うつ状態は，重度認知症では少ない（12%）と考えられているが，見過ごされている可能性もある．周りに対する興味と生きるエネルギーを失わないように，予防的に，積極的で適切な働きかけを続けるべきであろう．

つまり，重度認知症患者のQOLを高めるための具体的なケアの目標は，①苦痛がなく心地よい状態で過ごせているかどうか，②周りの人との関係性（心の交流）があるかどうかにある．重度認知症の患者にとって，その人らしく過ごせる環境で，身近な人と穏やかな時間を過ごすことは，最も価値高いことなのだ．

最後に，重度から末期のアルツハイマー型認知症患者の内的世界を知ることは，末期の治療やケアの意思決定を行う上でも大切である．重度認知症患者では，自我機能が低下し，自らの存在や延命にすら関心がなくなっており，命を長らえることの価値は高くなくなっている反面，大切な人と苦痛なくおだやかに過ごすこと，尊厳が保たれていることの価値は高まっているということを，意思決定に関る者すべてが理解しておく必要がある．

第3節　家族として，ともに生きるということ

家族の苦悩は，生活の変化が始まった時から，つまり，受診や診断の前から始まり，死が訪れるまで続く．数年から10年におよぶ認知症の旅路は，家族にとっても長く，暗い旅路である．

様々な調査によれば，認知症の家族の介護疲労は非常に強い．予測できない将来への不安や自分の時間が持てない辛さなど，認知症の介護困難を上げれば，枚挙にいとまがない．このような背景から，認知症の介護は，自殺や心中，虐待などと結びつきやすい．

残念ながら，現在のわが国の認知症医療の現状では，診断に至るまでの道のり，信頼できる医療者に出会うまでの苦労も決して小さくはない．

診断を受けた後も，家族は，日々変化していく患者への対応を模索し続けなければならない．多くの家族は変化していく患者の状態に対応できず，戸惑うことが多い．

家族の精神的負担のピークは長期にわたる中等度の時期にある．家族の介護負担が最も大きいこの時期，家族をいかに支えるかが在宅ケアの継続と患者のQOLに直結する．

家族はまず，失われた患者や家族の生活機能を補うために，自らの生活を変えることを強いられる．

認知症は人間関係の病と言われるが，病の進行によって，家族が傷つき，絆が壊れないようにするためには，家族は観察力を高め，想像力を膨らませ，コミュニケーションの方法を自ら開発し，接し方を変え，自らの態度や行動を変えなければならない．

中等度以上の行動心理徴候が発生した場合は，さらに試練は大きくなる．もはや接し方で解決できるレベルではなく，医療やケア資源を投入し，患者をとりまくチーム全体をうまく機能させなければこの荒波を乗り越えることはできない．

重度になると，患者は家族さえ認識できなくなる．家族は，大好きだった母，尊敬していた父，あるいは愛し，人生をともにしてきた妻や夫とゆっくりと別れていくという喪失を体験するのだ．

長い旅路の中では，身体合併症の併発にひやひやすることも一度や二度ではない．とりわけ，重度になってからは，まさに合併症との戦いが始まる．

重度，末期の時期まで在宅で介護してきた家族は，介護の山場である中等度の時期を乗り越え，長期間の介護を経験している．そのような家族は患者の「病みの軌跡」を共に歩いてきた存在であり，疾患の自然経過を十分理解し，患者との関係性が良好である場合が多い．また，家族が本人の「補助自我」となって不充分な自我機能を補い，いわば代弁者となっていることもしばしばである．

家族には，自律が障害される患者に代わって，様々な治療やケアの医療同意を委ねられるだけでなく，終末期の胃瘻の選択など，しばしば肉親の命に関する選択を求められる．

第4節　伴走者としての医療とチームの役割

1　患者と家族を支える人たち

認知症と家族の長い旅路には，伴走者が必要であり，主治医は間違いなく重要な伴走者の1人だ．治らない病に対して医療は無力だと考える人も少なくないが，認知症ケアにおいて，医療は大切な道標の役割を果たす．医療につながらず，認知症ケアをするのは，海図とコンパスを持たず夜の航海にでるようなものだ．

認知症は，長い年月をかけて，緩やかに変化していく病である．たとえばアルツハイマー型認知症では軽度のもの忘れだけの時期と重度の身体合併症が多い時期とは，ケアニーズはまったく異なる．それぞれのステージで「患者の幸せ」が何か，「患者にとっての最善」は何かを考えて行動できる多職種チームが必要になる．

2　家族への教育的支援

家族に対して，なるべく早期から教育的支援を行うことが重要である．できれば診断直後に，患者の行動は脳の病気によるもので誰のせいでもないこと，緩やかに機能が低下していくアルツハイマー型認知症の自然史をよく説明し，認知症が徐々に生活機能を失っていく病であること，最終的には平均10年くらいで死に至る病であることを理解してもらうように働きかける．軽度の時期には，患者自身も自覚があることが多く，苦しみの中にいること，患者の言動や行動には何らかの意味があり，重要なメッセージを含んでいることも理解してもらう．そして，今の患者の脳の中の状態や心情等を解説し，家族が患者の精神世界，患者から見た世界をイメージできるように援助する．

具体的には，来院のたびに，この間起こった生活上の問題（生活機能障害や行動心理徴候など）

について十分時間をかけて聞き，生活のしにくさという視点からみた問題の緊急性の判断を行う．問題となったエピソードについて，疾患の特徴や認知機能の状態，患者の性格やライフストーリーなどから考えられる患者の行動の意味や生活行為の障害の理由を推定し，その問題の解決法を家族と一緒に考えるという作業を繰り返す．

また，日々の対応については，患者のプライドを傷つけないこと，否定をしないことが大切であることなど接し方の基本や"こつ"について解説する．

医療者が早くから家族と面接を重ねることによって，家族の認知症の理解が深まり，家族が自分で患者の世界をイメージし，工夫を重ね，対応する力を身につけることができるようになる．早期からの教育的支援が，家族の態度や言動を変化させ（行動変容），ひいては家族の価値観にも変化を起こす．医療は家族が患者の変化に対応できるように促す"チェンジ・エージェント"の役割を果たすのである．

家族にこのような変化が起こると，患者も穏やかに笑顔で過ごせるようになる．早い家族で3か月，遅くても1年くらいこのような教育的介入を続けることで，家族は，客観的に患者の行動を観察し，その意味を考えることができるようになる．そうなると，患者の人生や価値観を一番よく知っているのは家族なので，一度コツを覚えた家族は自ら素晴らしい工夫をするようになる．家族への教育的支援の継続によって，患者の病期は進んでも関係性が深まるような援助が可能となるのだ．

認知症が進行し，中等度の時期になると介護量が急増する．介護負担が増し，介護が破綻することで，在宅ケアが破綻することがないように，どのような家族でもレスパイトケアは必要である．また，高齢の家族では，患者と一緒に診察し，体調管理を行うなどの配慮も必要となる．総合的な家族支援が必要だ．

家族は，変化する本人にどう対応すればよいのかという現実的な問題と同時に，「これからどうなっていくのか？」という不安と向き合っている．診察の場以外に，いつでも家族が駆け込める場（看護外来など）があること，地域に相談場所があること，介護者の会などピアグループがあれば大きな支えとなる．

家族単位として，生活が破綻せず，安定した生活を送ることができる状態が，認知症ケアの1つのゴールである．このことは，十分なサポート体制と専門家の教育的支援によって，家族の価値観が変わり，家族の行動が変わることで達成される．家族が，認知症とともに生きていくことをエンカレッジするのが医療の重要な役割の1つである．

3　意思決定の支援

「患者の幸せ」や「患者にとっての最善」は患者の価値観に基づくものである．従って，医療やケア方針の決定は，十分な説明をうけ，理解をした上での自己決定が基本となる．

自律が障害される認知症であっても，自分で自分の命や生活の事を決定できる軽度の時期に，

可能ならアドバンスド・ケア・プランニングを作成することが望ましい．

アドバンスド・ケア・プランニングをつくることによって，自分の意思が最期まで尊重されやすくなり，意思決定に関る家族の心の負担を軽減することがわかっている（Karen MD et al. 2010）．具体的には，療養場所も含めた介護についての希望，延命治療についての考え，葬儀，財産や遺品についてのことを記載できるエンディングノートのようなものを活用してもよい．

これらが難しい場合でも，診察時に「もの忘れが進んで，一人暮らしができなくなったらどこで過ごしたいですか？」あるいは「管で栄養をいれるような延命治療についてはどう思いますか？」など，療養の場や終末期のケアの意向について，患者の認知症の状況に応じて答えやすいように質問し，患者の考えをカルテに記載しておくことは意味があることだ．このような記録は，将来重要な決定を迫られる家族やケアチームにとって大切な判断基準になる．

中等度の時期になると，このような具体的な選択について聞くことができないかもしれない．しかし，中等度の時期でも，十分意味のある会話ができるため，御本人からライフストーリーを聞くことができる．その人の人生を深く理解することが，今後の意思決定の支援に役立つことがある．

認知症の長い旅路では，患者と家族は，様々な選択をしなければいけない．主治医として，長期間彼らと旅をともにする中で，幾度となく患者や家族の価値観や生き方に触れ，理解を深めていくことができる．患者が将来のことを考える機会を持つことと同様に，医療者やケアに携わる者が，患者と家族の過去の経験を知り，生き方を理解することは極めて重要といえる．

在宅で長く介護してきた家族が，納得した意思決定や看取りができなかった場合の喪失感は大きい．進行した認知症の医療やケアの方針については，患者や家族の価値観や生き方を中心においた上で，専門家と家族が納得する話し合いを重ねていくことが重要だ．

この時重要なのは，医療者による説明である．医療者による説明は，単に病名を告げるだけではなく，患者や家族が生き方を選択することに役立つ情報でなければならない．患者と家族が選択を行うにあたって，考慮にいれる必要があると思われる情報を，患者と家族にわかる言葉で，患者と家族の視点にたち，患者と家族の人生や生き方を支える観点から説明をする．

その上で，家族をはじめとした本人をよく知る人と医療者が，本人の価値観に基づいた「最善」について，十分なディスカッションを行いながら決定していく．この場合，意思決定を支援する医療者側も，患者の人生を知り，患者と家族の価値観を十分理解していることは重要であろう．

末期の治療の方針に関する決定は，肉親の命に関する決定であり，家族にとって非常につらい選択となる．患者本人に代わる家族などによる代理人による意思決定では，3分の1以上が精神的負担を感じている（Wendler, et al. 2011）．

末期の治療やケアに関する意思決定を積極的に支援し，患者と共に歩く家族を最期まで支え，患者の死後も生きていく家族に心の傷が残らず，自分の人生を生きていくことが容易になるようにすることが，終末期の意思決定支援の目標である．

【サイドメモ】

　終末期の意思決定の場面で，本人の意向が尊重され，代理意思決定を行う家族の心理的負担を和らげるために医療は何ができるだろうか？

　1つは，早期から事前ケア計画の作成を促すことであろう．これにより，患者の終末期の希望が尊重され，代理意思決定者である家族のストレスや不安が少なくなることが証明されている．

　2つ目には，定期的な予備的ガイダンスを行うことである．年に1回認知症の進行を評価し，生活機能や心理面，今後起こりうることなど生き方に係る情報を継続的に家族とシェアすることで，家族は病の軌跡を正しく理解し，未来にむけた正しい準備ができる．

　3つ目は，末期の場面において，コンセンサスベースドアプローチなどの方法を用いて代理意思決定を支援し，関係者が納得する意思決定のプロセスを辿るようにすることである．

第11章 小児がん患者と家族の生き方

　親にとって最もかけがえのない存在である子どもが，小児がんという難病を患い，つらく苦しい治療を続けてきたにも関わらず，治る見込みが非常に厳しくなってきた時に，何がその子どもと家族の支えや希望になるのか，そのために，医療者をはじめ，周囲の人間に何ができるのかを一緒に考える．

【学習の要点】
・医療者の人格と死生観の在り方が，患者と家族の心に希望と安らぎを与える．
・医療者にも「死の5段階」があり，患者の死を先取りする覚悟が必要である．
・死を否定することが希望になるのではない．人への思いやりと気遣いが，真の希望となる．

キーワード▶小児がん，治療的自己（Therapeutic self），先駆的決意性，思いやりと気遣い，「希望ある死への傾斜」と「絶望からの死への傾斜」

第1節　はじめに

　全人的な医療面接法（バリント療法）を創始したバリント（Balint, M）は，「患者は医師の出した薬によってではなく，医師という薬によって治る」と言った．同じことを，モンタナ大学の心理学者ワトキンス（Watkins, JG）が，「医師自身の人柄が患者の病を癒すことに影響する」として，治療的自己（Therapeutic self）と表現し，研究論文を発表している（Watkins, 1978）．

　この意味は，医師がただ単に病んでいる臓器を診るのではなく，その臓器を抱えた，自分たちと同じ1人の人間として，思いやりの心を持って目の前の患者を診ることが，とても大切だということである．

　医師をはじめとする医療職は，現代において，唯一，罪のない人を傷つけることが正当化される職業である．もちろんそれは，病気や怪我を治すために，必要な検査や処置，手術，化学療法，放射線治療だから……という大義名分があるものの，現代の医療者は，日々新しい知識や技術を自分の身につけることには熱心でも，そうした特権を持っていることの責任の重大さと，その特権の風下で，言うに言えない苦しみを，声を押し殺して耐えている患者や家族の痛みには，鈍感であることが多い．

　もし患者の病が，今は重病でも根治する可能性が非常に高く，目に見えて病状も改善しているような場合，医療者から心ない態度や言葉で傷つけられても，何とか立ち直ることは可能だ

ろう．それは，そのつらい闘病生活の先に，もう病院とは関係のない，元の幸せな生活が保障されているからである．もちろん，小児がん患者の場合，病気が治癒しても，晩期合併症をはじめとする多くの様々な課題を乗り越えていかなければならないが，それでも命がある限り，「幸せになるチャンス」は，確実に残されている．

しかし，これまで行ってきた治療が功を奏さず，刻一刻と死が間近に迫ってきている場合はどうだろうか．

本章では，このような状況の中で生きる小児がんの子どもと家族を取り巻く様々な問題とその解決への糸口，支えとなる希望や死生観について考察する．

第2節　治療選択の意思決定における問題

現代の医療現場における意思決定に関わる生命倫理学は，歴史的には，西洋の個人主義的世界観，価値観を前提として生み出されたものであるがゆえに，根治が難しい状況において，どのような治療選択が患者にとって最善であるかを決定していく際，「患者や家族の決定に任せる」という，一見，患者や家族の自己決定や自律，価値観の多様性を尊重しているように見えつつ，実は，専門知識や技術を有する医師が，本来の極めて重要な役割を放棄してしまっていることがある（しかも，それはしばしば無意識に行われる）．

こうした問題は，近年，「価値観の多様性の尊重」の名のもとに，これまでの生命倫理学が，「生とは何か，死とは何か」という本質的な問いに真正面から向き合うことを遠ざけ，結果的に，目ざましい勢いで進歩する先端医療技術を，一般社会にどのように受け入れるかということを議論するだけの，限定的な役割に陥っているのではないかと批判されている（安藤, 2007）．

医師が有している大きな権限——どこまで医療を提供するかを最終的に決定できる権利——を考えれば，たとえば「お子さんの体に負担にはなりますし，あまり効果は期待できませんが，まだ抗がん剤の治療を続けますか？　それとも症状を和らげる緩和治療に切り替えますか？」とか，「最期は病院でお看取りになりたいですか？　それとも在宅でされたいですか？」などと，小児がんの子どもの親に結論だけを求める医師は，極めて愚かで薄情であることがわかる．患児や家族が求めているのは，厳しい状況の中で，残された人生をより良く生きるために，一緒に悩み，それぞれがそれぞれの役割において出来る限りの手を尽くし，患者の1日1日の大切な時間を，共に創りあげていってくれる医師である．その場合のやり取りは，たとえば，「お子さんの病気に効果が残されていると思われるお薬には，AとBがあります．Aは，最近使用できるようになった新薬ですが，今のお子さんの体力と，これまでの病気の経過を考えると，Aは副作用が強く出る割に，それほどには大きな効果は期待できず，お子さんが楽しみにしている外出や外泊をする時間が，逆に減ってしまうのではないかという心配があります．その点，Bは副作用はそれほど強くなく，またお子さんは同様の薬を長い間使用していないので，病気に対して一定の効果が期待できる可能性があります．まずはこのお薬で病気の進行を

少しでも抑え，体力を維持して，その間にお子さんが楽しみにしていることができたら……と思うのですが，ご家族はどう思われますか？」というように，患者や家族が適切な判断をするために必要な医学的情報をきちんと提供しながら，一緒に最善の道を探っていくというスタイルになる．

しかし，このような心ある医師は，患児や家族とは別の意味での苦悩を背負わなければならない．それは，「自分の患者の死を先取りする覚悟」である．

第3節　医療者における「死の5段階」

著書 "On Death and Dying"（邦題：死ぬ瞬間――死とその過程について）で，キューブラー・ロス（Kübler-Ross, E）は，患者の死の受容に関する5段階説を提唱した（Kübler-Ross, E, 1969）．

これによると，死を間近にした人間には，「否認」「怒り」「取り引き」「抑鬱」「受容」という，5段階の心の状態があるとされ，それと同時に，ただ「病気を治療する」ことのみを教育された医師たちが，死を直視しようとせず，治る見込みのなくなった患者をいかに孤独と絶望のうちに死に追いやっているかを鋭く指摘した．

しかし，この5段階の心の状態は，患者自身に限ったことではなく，患者の家族や，医療者（日本においては，特に主治医）においても当てはまると考えられる．そして，先に述べた「自分の患者の死を先取りする覚悟」は，主治医が，たとえどれほどつらくても，やがて訪れる自分の患者の死を考えることから逃げ出さず，「死を受容」し，その死から時間を逆戻りして，現在患者に提供することのできる最善の時間の過ごし方は何だろうか？　と考えることが重要なのである．

そして，そもそも，意識的にしろ，無意識的にしろ，主治医自身が患者の死から目をそむけているような状態では，患者とその家族が「残された時間をより良く過ごす」ことなど無理なのである．哲学者ハイデッガー（Heidegger, M）は，死を先取りしつつ，死までの時間をどう生きるかを決意することを，「先駆的決意性」と表現し，人間は自分の死を鋭く意識し，そこから自分の生の意味を改めて捉えなおすことで，自分の人生において何が本当に大事で，何がそうでないのか，自分が本来どうありたいのかが定まってくる，とした（Heidegger, 1927, 1979）．

そして，こうした患者や家族のケアに関わる医療者の究極の目標は，「病気についての医学的知識を持ち，患者が自分の人生の中で，病気という体験をどのように意味付けているかを理解」し，患者に対して「その人がそうありたいと思うありかたで生きられるよう，『思いやりや気遣いの心をもって』援助し，支えることができること」であると，『現象学的看護論』で有名な，ベナー（Benner, P）とルーベル（Wrubel, J）は述べている（Benner, Wrubel, 1989）．

ここで1つ付け加えると，小児がんの患児の場合には，患児本人の視点以外に，患児の家族（特に親）が，自分あるいは我が子の人生の中で，病気という体験をどのように意味づけてい

るか，親にとってそうありたいと思うありかたと，子どもにとってそうありたいと思うありかたが一致しているのかどうか，ということも考慮する必要がある．

ベナー・ルーベルの言葉の中で，「思いやりや気遣いの心をもって」という部分を強調したのは，目の前で苦しむ人と，その痛みを分かち合い，少しでもその痛みを和らげようと，自分が傷つくことを恐れずに，勇気を持って愛情を注ぎ続けられる，その強くて優しい思いこそが，人間に与えられた最も尊い感情であり，特に，心や体の痛みに傷ついている，死を間近に控えた人間にとって，唯一，最後まで希望や安らぎの拠り所となりうるからである．ベナー・ルーベルは，「人間は，常に誰か・何かを気遣う（care）という仕方で存在している」とし，「気遣い・関心とは，何らかの『物事』や『他者』や『自分自身』が気にかかり，大事に思われて（matter to），その関心事に『巻き込まれ，関わっていく（involved in）』あり方である」と述べている．そして，前述したハイデッガーも，「気遣いこそが，人間が人間である所以」と述べている．

しかし，こうした一連の作業を主治医が1人で行うことは，多大な身体的・精神的エネルギーを要する．そのため，筆者は，主治医が1人で患者を抱え込むのではなく，多職種によるチームアプローチに加えて，2名以上の主治医で患児・家族をケアすることが望ましいと考えている．

第4節　患児にとっての利益と，家族にとっての利益が衝突した時

ロゴセラピーの創始者であるフランクル（Frankl, VE）は，その著書『死と愛』の中で，次のように述べている．「愛は愛する人間の価値可能性を認識し，愛する者をいかなる場合にも豊かにせざるを得ないのである．『不幸な愛』というものは存在しないし，かつ存在しえないのである．なぜなら『不幸な愛』というものは，それ自身において矛盾している．もし私が真に愛しているのなら，私はその愛が報いられようといまいと，内的に豊かにされているのを感じるのであり，もし私が真に愛しているのではないなら，すなわち，その人の人格を思っているのではなくて，ただその人の身体的なもの，あるいは心理的性格特性だけを見るのならば，私は確かに不幸でありうるであろう．しかし，その時には，私はもはや真に愛する人間ではないのである」と（フランクル，1957）．

このことは，たとえば次のような場面で想起される．小児がんの末期にある患児が，化学療法・放射線治療・手術のいずれもが功を奏さず，体力も極度に低下し，口腔内から顔面，眼の周囲に広がる肉腫のために，話すことも食べることも物を見ることもできないとする．かろうじて聴覚と触覚は保たれている．顔面に広がる腫瘍からはじわじわと出血が続いている．出来る限り痛みや吐き気などの苦痛を和らげようと精一杯努力するものの，日に日に病状は悪化していき，患児に満足してもらえるほどの安らかな時間を，悲しい哉，提供できていないと主治

医も感じている．しかし，患児の内臓に大きな障害はないため，腫瘍からの出血による貧血を是正してさえいれば，もう1か月程度命を永らえさせることができるかもしれない．ただその場合には，腫瘍は頭頸部や顔面を覆い尽くし，耳を覆えば聴力も失い，最終的には気道の完全閉塞に至り，窒息死してしまう．しかし，愛する子どもを目の前にして，主治医は家族から，「親にとって，子どもはどんな姿になっても可愛いんです．1日でも長く生きていてほしいんです．輸血をお願いします」と依頼される．その思いは，とてもよく理解できる．しかし，いずれ窒息死という，極めて苦痛の大きい最期が訪れることを医師として知っていながら，また，日に日に患児の身体的・精神的苦痛が増していく中で，輸血による延命治療を思慮なくいつまでも行うことは，本当にその子のためになるのであろうか．輸血を控えることで，病気の自然な経過として緩徐に貧血が進み，できるだけ安らかに最期を迎えられるように，精一杯患児と家族を支えることが大切ではないだろうか．フランクルが述べているように，真に愛しているのなら，「どんな姿になっても傍にいてほしい」という自分の望みよりも，そしてそれが報われないという苦痛に耐えてでも，愛する者にとっての利益を優先させることができるはずなのである．もちろん，それは，親だけでなく，患児をずっと大切に診てきた医師にとってもいえることである．フランクルはまた，「人間は時間を限って，一時的に愛するということは不可能である．真実の愛は，愛する者の身体的な死をも乗り越えて続く」と，『死と愛』の著書の中で述べている．

第5節　小児がん患者のきょうだいのケア

　小児がんの子どものきょうだいは，親とは異なる様々な葛藤を抱えることが多い．そのため，家族ケアの重要な部分を占めるきょうだいのケアは，特別な配慮や経験が必要とされる．

　きょうだいの立場として，①骨髄移植や臓器移植などのドナーになっている・もしくはなる可能性があった場合，②患児にとって兄・姉の立場，③患児にとって弟・妹の立場，④年の差があまりない場合と離れている場合，⑤両親のいずれかがきょうだい間で異なる場合，⑥患児を含めて2人のきょうだいか，3人以上のきょうだいか，⑦発病前からの両親・きょうだい間の関係など，複数の要素がきょうだいの心理状態に影響を与える．

　これまでの複数の研究から，きょうだいが骨髄移植や臓器移植などのドナーになった後に患児が再発した場合，きょうだいは「自分の細胞が良くなかったのではないか」あるいは「自分は役に立てなかった」という後悔の念を抱くとされている．しかし，筆者の経験では，きょうだいではなく患児の方が「自分のために頑張ってくれたのに，きょうだいに申し訳ない．自分が病気になったから，健康なきょうだいに痛い思いをさせてしまった……」と苦悩する姿のほうがはるかに多く見られる．ドナーとして入院したきょうだいからは，「こんな短期間でも，検査されたり診察されたり，いろいろ大変だった．○○（患児）はもう1年以上もこんな生活をしていたんだね．今まで知らなかった．お母さんがどうして夜遅くまで帰ってこられないか

よく分かった．分かって良かった」との声も聴かれた．

　ベナー・ルーベルが述べているように，「人間は，常に誰か・何かを気遣うという仕方で存在しており，その気遣いは何らかの「物事」や「他者」や「自分自身」が気にかかり，大事に思われて，その事に巻き込まれ，関わっていくあり方である」ならば，小児がんの子どものきょうだいにとっても，その治療・ケアにかけがえのない一員として関わっていくことが重要である．それはまず第一に，治療・ケアに参加することによって，患児の病状や置かれた状況への理解が深まり，家族間の協力関係が円滑に構築され，それが患児だけでなくきょうだいや親自身のケアにもつながるからである．この協力関係は，患児が亡くなった場合の遺族ケアにおいても大きな支えとなる．そしてもう1つは，きょうだいが小児がんという難病を患い，共に闘病生活を送り，苦難を乗り越えていくという体験が，患児ときょうだい，そしてその親を人間的に大きく成長させるからである．

　きょうだいが患児の兄・姉の立場である場合，そして年齢が比較的離れているような場合には，そのきょうだいは第二の親としての役割を果たしていることも多く，親の精神的支えとして重要な存在となっている場合もある．しかし，その割には，親ほどには医療スタッフと綿密なコミュニケーションを取れていないことが多く，重要な治療方針の決定や患児の病状説明などにもあまり参加できていないために，大きな不安を抱えていることも少なくない．逆に，きょうだいが患児の弟・妹の立場である場合，あるいは年齢が比較的近い場合には，そのきょうだいの日常生活の維持と患児のケア・介護の両立に，親が難渋することが多い．さらに，弟や妹など患児の下のきょうだいへは，上のきょうだい以上に，病状説明などもあまり詳しくされていないことが多く，きょうだいは患児の状況を十分に理解できず，頻回に病院に通ったり，付き添いで泊まり込む親に対して，「私のことは全然かまってくれない」「お母さん・お父さんを○○（患児）に取られた」という不満や寂しさを抱くことがある．こうした理由から，いずれのきょうだいに対しても，年齢と理解度に応じた説明をきちんと行い，納得を得ることが重要である．両親のいずれかがきょうだい間で異なる場合や，発病前からの両親・きょうだい間でコミュニケーションに問題がある場合も同様である．

　こうしたアプローチによって家族ケアが効果的になされれば，小児がんの子どもとその家族は，この闘病体験を通して，より強い絆で結束し，苦しい生活の中にもかけがえのない意味や価値を見出すことができる．「病気になったことも悪いことばっかりじゃなかった」と話してくれた患児がいるが，固い絆で結ばれた人間と苦難を共に乗り越えようとする体験は，その結果（病気が治癒するかしないか）に関わらず，その体験自体が希望であり，生きる支えとなる．このことについて，次節でより詳しく説明する．

第6節　死と向き合うことと，希望のよすが

　死を間近に控えた患児と家族を取り巻く問題には，大きく分けて2つある．

1つは「現代医学が死を敗北とみなしがちであることによる弊害」，もう1つは，「死が，子どもにとって心理的・身体的に耐え難い負担になるという名目で，子どもから死を遠ざけることによる弊害」である．

先進工業国においても，子どもの死亡率が比較的高かった19世紀後半から20世紀初めまでは，死は決して老年期に起こるものではなく身近な出来事であり，子どもたちは自分も若くして死ぬことがあるかもしれないと，小さい頃から考えることが自然だったとされる（Walvin, 1982）．

しかし，医療が進歩し，衛生設備が整い，子どもの死亡率は激減した．厚生労働省の人口動態統計月報（平成24年3月分）によると，現在の日本では，新生児・乳児の死亡率は0.1～0.2%，先進工業国の中では高いと非難されている1～4歳児の死亡率でさえも，人口10万人あたり約24人である．

このように，子どもの死そのものが稀な現象となった時代に生まれたのが，現代の親の世代であり，さらに，医療の高度化・専門化が進むにつれて，子どもも大人も，死は家庭や地域社会で迎えるものではなく，病院で迎えることが一般的となり，日常生活すなわち個人の人生の中から死が締め出されていった．近代社会になると，死は科学にとっての挑戦となり，患者が死ぬことは医療の敗北という認識から，死にゆく人間の命を何とか延ばそうと，様々な試みがなされ，その結果，しばしば人間の尊厳を失うような最期ともなりうる（Feinberg, 1997）．

このように，親の世代ですら，いずれ必ずやってくる，しかもいつ訪れるか分からない「自分の死」と，そこから導き出される「自分の生」について，各人固有の人生における意味付けを深く考えるきっかけがないまま，ある日突然，病院という非日常の中で人生のタイムリミットを認識させられ，しばしば非人間的な状況で結末を迎えている中で，その子どもが小児がんという難病を患った際に，わが子の死に向き合える心構えができているとは思い難い．そして，親自身の心構えが十分ではないために，「大人の自分でさえこんな状態なのだから，まして子どもが死に向き合えるわけがない」という推測をしてしまう．その結果，「子どもを守るため」と信じて，子どもから死を遠ざけてしまうのだ．

しかし，ハイデッガーが述べているように，自分の生の延長線上にある死に向き合わないということは，自分にとってのかけがえのない生の意味をも見えにくくしてしまう．しかも子どもは，実は大人が考える以上に直観力や理解力に優れており，大人がついている嘘や言い訳をいとも簡単に見抜いてしまうことが多い．そして，自分に本心を語ってくれないと悟ると，子どもはその大人に対して，質問すらしなくなってしまうこともある．そして，自分の周りに本心を話せる人が誰もいないと，子どもは自分の病状や死に対する不安・恐怖を誰とも分かち合えず，独りでその苦痛を背負わざるを得なくなってしまう．「子どもを守るため」という理由から発した行動が，実はこのような経緯で，最も子どもを孤独に追いやっていることもあるのだ．筆者は，ある小学校低学年の小児がんの子どもが，近づきつつある自分の死についての質問（「ねぇ，○○（児の名）はね，もうすぐ天国に行くんだよ．天国ってどんな所かなぁ．先に向こ

うに行ってる○○くんにも会えるかなぁ……？」）を，両親に聴こえる位置で，ペットに向かって語りかけていたというエピソードを，児の母から伺ったことがある．母は，「私がその話題を避けていたからでしょうか……．でも，どうしてもその話はしたくなかったんです．その話をすることは，治ることを諦めたことになる気がして……」と話された．小児がんの場合，成人のがんとは異なり，再発しても，がん種によっては集学的治療が奏功し，再寛解が得られることも少なくない反面，治療抵抗性となった場合には急速に病状が悪化してしまうという特徴がある．しかも，そのほとんどの場合，がんの骨髄転移や長期間の化学療法による強い骨髄抑制により，出血や感染症，粘膜障害などの問題を抱えており，入院でのケアが必要となることが多いため，自宅で家族と過ごす時間を十分にとることが難しい．そのため，この段階になって初めて死と向き合い始めても，あまりに残された時間が少なく，またその結果見つけ出した「自分らしい生き方」を生きるには，あまりに体力的に厳しい場合が多い．

　希望を最後まで持つということは，死を否定することではない．もし仮に，「私の子ども（あるいは私の患者）は絶対に死なない．必ず助かる」と信じ続けることだけが希望になるのだとしたら，死の瞬間にはその希望を打ち砕かれ，絶望の中で人生を終えることになってしまう．このことについて，東京大学大学院人文社会系研究科の清水哲郎は，次のように述べている．「希望がある」とは，私の外部，私の未来にある物事について語るものではなく，私の「前向きに積極的に生きる」現在の姿勢を語る表現である，と．そうであれば，「希望を最後まで持つ」とは，「現実への肯定的な姿勢を最後まで保つ」ということであり，死を肯定するとしても，それが生きつつある生を一歩踏み出した先が死であろうとも良いのだという肯定的な前向きの姿勢におけるものか，あるいは一歩踏み出すことから退く方向，生を否定する方向におけるものか，が異なっている．それは，「希望ある死への傾斜」と「絶望からの死への傾斜」との区別である，と．そして，そうした肯定的な姿勢の源は，「自分は独りではなく，一緒に今の自分の生を生きてくれる人がいる」という思いが希望となるとし，そのため，死に直面している人と，医療者が，家族が，友人が，どこまで共に在るかが鍵となるのだと述べている．そして，「もちろん，悲しみが解消されるわけではない．悲しみは希望と共にあり続ける．それが死すべき者としての人間にとっての希望の在り方なのであろう」と述べている（熊野他，2008）．

　そして，このような在り方を考えるとき，図11-1のように，互いに向き合った閉じられた関係ではなく，図11-2のような，同じ思いを共有し，相手が見ているものを見ようとする，同じ方向に向かう在り方が，寄り添い支えるケア（supportive care）の究極の形であるとした．

第7節　死生観について

　死生観というものは，人間が「人生という各人固有の物語」を生きる中で，独自に形成されてゆくものである．そのため，体系的で普遍的な，万人に共通する死生観というものを確立す

第 11 章 小児がん患者と家族の生き方

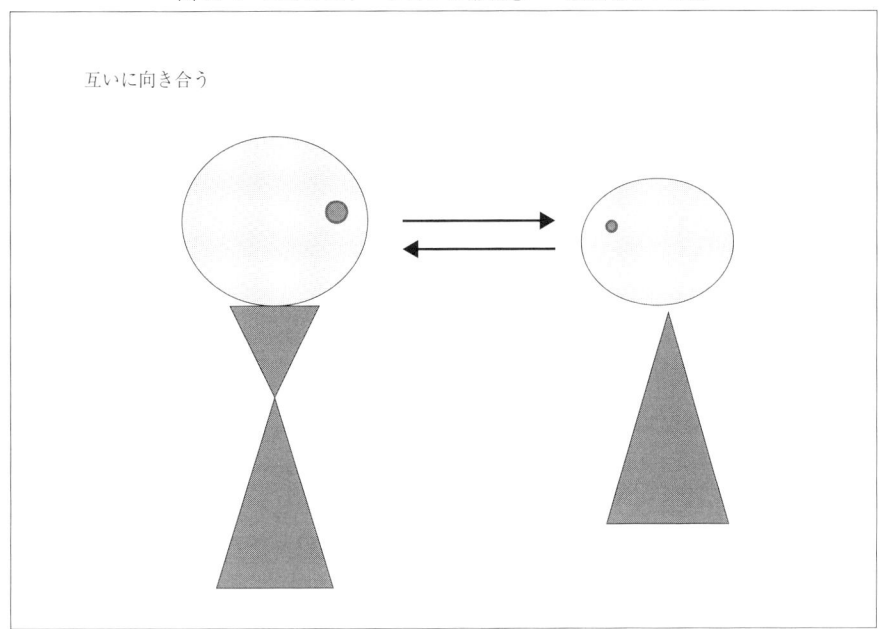

図 11-1　コミュニケーションの形態①　一般的なケアの形

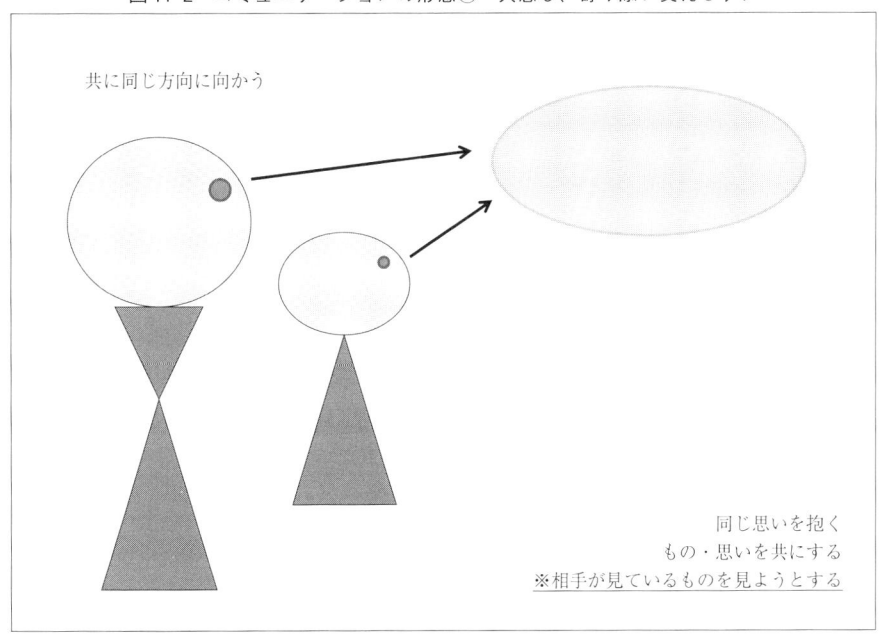

互いに向き合う

図 11-2　コミュニケーションの形態②　共感し、寄り添い支えるケア

共に同じ方向に向かう

同じ思いを抱く
もの・思いを共にする
※相手が見ているものを見ようとする

出典：《医療・介護従事者のための死生学》基礎コース・セミナー ――資料と記録（2011）23．東京大学大学院人文社会系研究科　グローバル COE「死生学の展開と組織化」．

ることは不可能であるし，またそうする必要もないと思われる．

しかし，死を間近に控えた人のケアに携わる医療者は，「どうしてうちの子は，こんなに若くして亡くならないといけないのでしょうか……？」あるいは，「死んだら……人間はどうなると思いますか？」といった，患者や家族から発せられる問いに対して，「どうしてそう思われるのですか？」などといって矛先を変えるのではなく（もちろん，そういう問いかけをすることが，より良いコミュニケーションのきっかけとなる可能性はあるが），きちんと問いを受け止め，決して押しつけではなく，様々な価値観と可能性に思いやりを持って応じられるだけの，深い精神的人格とそこから導き出される医療者それぞれの死生観の熟成が求められる．この点については，19～20世紀にかけて米国の医学教育の基礎をつくり，日本にも多大な影響を与えたオスラー（William Osler）も"確固たる死生観と，それを押しつけない柔らかさ"が大切である，と述べている．

死はすべての終わりなのか，それとも，身体的なものがなくなっても，魂（精神，人格）といったものは存続し続けるのかどうかを，科学的に証明することはできない（もちろん，自分が死んだ時には真実がわかるのであるが，その時には自分自身も身体を失っているため，この世に生きている人に対して，証明して見せることはできない．かろうじてできるとすれば，臨死体験をして戻ってきた人だけであろう）．そのため，それを理由に，緩和医療やターミナルケアに携わる医療者でさえも，「死はすべての終わりである」と断言してしまっている人もいる．

しかし科学とは，「神の御業のうち，人間が理解できる形になったもの」のことをいう．人間の耳には聴こえない音，目には見えないもの，つまり五感で捉えられないものがあることは，その科学の世界においても証明されている（たとえば，ラジオから流れてくる音楽や人の声は，周波数を合わせなければ聴こえないが，確実に私たちの身の回りに流れており，存在している）．だとすれば，愛する人が亡くなり，物理的な身体としての存在を私たちの五感で捉えられなくなったとしても，もともと物理的な形のない魂（精神，人格）は，形態を変えてこの世界に存在している可能性はあるのではないだろうか．

死ということをきっかけに，愛する人に触れることができなくなるのは，とても辛く悲しいことではあるが，それでも，もしその人の心や魂が存在し続けており，今もこちらの世界で生きている私たちのことを気遣い，大切に思ってくれているのだとすれば，その人たちが安心したり，喜んでくれるような生き方を，まだこちらの世界に生がある私たちは，していきたいと思わないだろうか．

ただ，実際にかけがえのない存在を亡くし（あるいは，近いうちに亡くすと予想される），悲嘆の只中にいる人にとって，独りでその経験と向き合うことは，非常に大きな精神的エネルギーを要する．グリーフケアの研究で有名な，メンフィス大学心理学部のニーマイヤー（Neimeyer, R）は，死別による悲嘆から私たちが落ち着き，自分の人生の中で新たな意味を見出していく過程では，喪失に苦しみ，悲しみに暮れる「喪失志向型」の行動と，新しいことを始めたり，新しい役割を果たしていく「再構築志向型」の行動を行ったり来たりしながら，また，悲嘆の

世界と現実の世界を行ったり来たりしながら，徐々に新しい自分自身を再構築していくのだと述べているが（ニーマイヤー，2007），もし，この揺れ幅が大きい，最も苦しい期間に，「思いやりや気遣いの心をもって」援助し，支えてくれる人間が傍にいてくれたら，どれほど心強く，また心が救われるだろうか．

ベナー・ルーベルは，「その人がそうありたいと思うありかたで生きられるよう，「思いやりや気遣いの心をもって」援助し，支えることができること」が，看護において大切であると述べた（Benner, Wrubel, 1989）．

しかしこれは，患者に限ったことではなく，すべての人間関係において言えることである．フランクルは，「愛は我々を豊かにし幸せにしてくれると共に，相手をも動かして，愛する人間が先取りして見たものの実現化に至らしめるのである．なぜなら，愛される者は，愛する者ないしはその愛に一層ふさわしくなろうとするからであり，愛する者が持つ像に似ようとし，「神が考え欲した」ものになろうとするからである」と述べており（フランクル，1957），人が人を「その人がそうありたいと思うありかたで生きられるよう「思いやりや気遣いの心をもって」援助し，支え合う愛情に満ちた行為」こそが，死や難病といった人生の困難の中で苦しむ患者や家族はもちろん，そのケアに携わる医療者を人間として成長させ，真の意味での希望の寄す処になるのではないかと，筆者は思う．

【サイドメモ】

V.E. フランクル『死と愛』

原著タイトルは，Aerzliche Seelsorge. 邦訳は「医療における魂（精神）のケア」．アウシュヴィッツ強制収容所での体験が生んだ医学的指導の古典．生命・死・苦悩・労働の意味，生きる意味について論じ，その一節に「成果がなかったということは，意味がなかったことを意味しない．1つの灯火が消え失せても，それが輝いたということには意味がある．しかし，燃えない松明リレーをいつまで続けても意味はない．輝くべきものは燃えることに，そして我々は，それが終わりまで燃え切ることに耐えなければならない」と述べている．

参考・引用文献

Watkins, JG (1978) *The Therapeutic Self*. New York: Human Sciences Press. 31-46.
安藤泰至（2007）「生命倫理の問題における宗教の位置」渡邊直樹編『宗教と現代がわかる本』126-129, 平凡社．
Kübler-Ross, E (1969) *On Death and Dying*. New York: Simon & Schuster [Touchstone].
Heidegger, M (1927, 1979) *Sein und Zeit*, Tubingen: Max Niemeyer. マルティン・ハイデッガー著／原佑，渡辺二郎訳（2003）『存在と時間』Ⅰ,Ⅱ,Ⅲ 中公クラシックス．
Benner, P, and Wrubel, J (1989) *The Primacy of Caring. Stress and Coping in health and illness*, Menlo Park, CA: Addison-Wesley. ベナー，ルーベル著／難波卓志訳（1999）『現象学的人間論と看護』56-69, 医学書院．
V.E. フランクル（1957）『死と愛』164-166, みすず書房．
Walvin, J (1982) *A Child's World: A Social History of English Childhood 1800-1914*. London :

Penguin Books Ltd.
Feinberg, A（1997）"Editorials. The care of dying patients," *Annals of Internal Medicine*. 126: 164-165.
熊野純彦・下田正弘 編（2008）『死生学［2］　死と他界が照らす生』126-127，東京大学出版会.
《医療・介護従事者のための死生学》基礎コース・セミナー──資料と記録（2011）23，東京大学大学院人文社会系研究科 グローバルCOE「死生学の展開と組織化」.
ロバート・A・ニーマイヤー（2007）「グリーフセラピーと意味の再構築」43-54，（財）日本ホスピス・緩和ケア研究振興財団.

第12章 がん緩和ケアと在宅ケア

　緩和ケアは，臨床死生学の基盤を理解することでより深まる．臨床死生学は緩和ケアと重なるところが多く，特に在宅（自宅）の看取りは，施設での看取りと異なる面がある．施設では医療者がホストであるが，在宅では患者，家族がホストになることで，「自分の城で（好きなところで），最愛の人たちと大切な時間を過ごすことができる場所」となる．

【学習の要点】

・緩和ケアとは患者や家族の現在のQOLを最大限まで高めることを目標とするケアである．
・臨床死生学の死に対する準備教育という観点から改めて生の価値を問い直すというバックヤードが必要である．
・在宅看取りは，自分の最愛の人たちと大切な時間を過ごすことができる場所である．

キーワード▶緩和ケア，臨床死生学，死の準備教育，在宅ケア

第1節　はじめに

　臨床死生学と緩和ケアとは切っても切れない関係にあると考える．ここでは緩和ケアとその中でも特に在宅ケアについて臨床死生学の立場から記述する．

1　がん緩和ケアにおける臨床死生学とは

　臨床死生学が対象とするのは，人間の消滅，死である．臨床死生学は「死」に対する観念・概念を哲学・医学・心理学・民俗学・文化人類学・宗教・芸術などの研究を通して，あらゆる側面から解き明かし，「死への備え」を研究する学問である．また，臨床死生学は医療の発達に伴う様々な問題について，検討・研究するために，確立された新しい学問分野である．

　死をタブーで非日常的なものとしてこれを遠ざけ，そのために死を必要以上に悲惨なものと考え恐れる今の社会通念に対して，臨床死生学は死に対する準備教育という観点から改めて生の価値を問い直そうという試みである．それは死を自分の将来にある必然として見据えることにより，現在の自分の生において何が大切であるのかということを考えるものである．

2 緩和ケアとは

緩和ケアについて，世界保健機構（WHO）は2002年に次のように定義している．

緩和ケアは，生命を脅かす疾患による問題に直面する患者とその家族に対して，痛みやその他の身体的，心理的，社会的な問題，さらにスピリチュアル（宗教的，哲学的なこころや精神，霊魂，魂）な問題を早期に発見し，的確な評価と処置を行うことによって，苦痛を予防したり和らげることで，QOL（人生の質，生活の質）を改善する行為である，としているのである．下に英文を示す．

緩和ケア定義英文

Palliative care is an approach that improves the quality of life of patients and their families facing the problem associated with life-threatening illness, through the prevention and relief of suffering by means of early identification and impeccable assessment and treatment of pain and other problems, physical, psychosocial and spiritual.

定義文に続いて詳細が以下のように記述されている．

英文は下に示す．

緩和ケア詳細英文

Palliative care

- provides relief from pain and other distressing symptoms;
- affirms life and regards dying as a normal process;
- intends neither to hasten or postpone death;
- integrates the psychological and spiritual aspects of patient care;
- offers a support system to help patients live as actively as possible until death;
- offers a support system to help the family cope during the patients illness and in their own bereavement;
- uses a team approach to address the needs of patients and their families, including bereavement counselling, if indicated;
- will enhance quality of life, and may also positively influence the course of illness;
- is applicable early in the course of illness, in conjunction with other therapies that are intended to prolong life, such as chemotherapy or radiation therapy, and includes those investigations needed to better understand and manage distressing clinical complications.

・痛みやその他の苦痛な症状から解放する．

・生命（人生）を尊重し，死ぬことをごく自然な過程であると認める．

・死を早めたり，引き延ばしたりしない．
・患者のためにケアの心理的，霊的側面を統合する．
・死を迎えるまで患者が人生をできる限り積極的に生きてゆけるように支える．
・患者の家族が，患者が病気のさなかや死別後に，生活に適応できるように支える．
・患者と家族のニーズを満たすためにチームアプローチを適用し，必要とあらば死別後の家族らのカウンセリングも行う．
・QOL（人生の質，生活の質）を高めて，病気の過程に良い影響を与える．
・病気の早い段階にも緩和ケアを適用する．延命を目指すそのほかの治療（たとえば化学療法，放射線療法など）を行っている段階でも，それに加えて行ってよいものである．臨床上の様々な困難をより深く理解し管理するために必要な調査を含んでいる．

 すなわち緩和ケアとは，生命を脅かす疾患の患者やその家族にたいして，現在の治療の目的を認識し，予後の見通しをたて，患者が現在何に困っているかの見極めをおこない，その苦痛を緩和することにより，患者や家族の現在のQOLを最大限まで高めることを目標とする医療行為といえる．

第2節　緩和ケアスキルの基本

緩和ケアスキルの基本を以下の4点から考えていく．

① 苦痛の考え方＝全人的疼痛
② 緩和ケア手技の基本
③ がん性疼痛管理の基本的考え方
④ 疼痛以外の管理の基本

1　苦痛の考え方──全人的苦痛

 「苦痛」は常に本人しか感じられない主観的な感覚である．また，「苦痛」は常に感情を伴うため，苦痛に影響を与える因子は少なくない．緩和ケアにおいて代表的な「苦痛」にがん疼痛があるが，WHOではこれを「全人的な苦痛（Total pain）」としてとらえるべきであるとしている（図12-1）．

(1)　身体的苦痛 physical pain

 身体的苦痛としては，痛み，全身倦怠感，食欲不振，便秘，嘔気と嘔吐，不眠，呼吸困難などがある．身体的苦痛は最後の数か月に増悪することが多い．耐え難い身体的苦痛は，人間と

図12-1　全人的疼痛

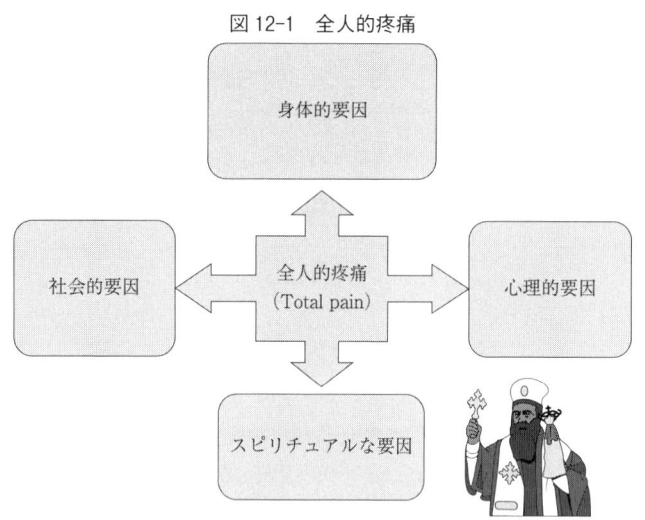

```
           ┌─────────┐
           │ 身体的要因 │
           └─────────┘
                ↕
┌─────────┐  ┌─────────┐  ┌─────────┐
│ 社会的要因 │ ←│ 全人的疼痛 │→ │ 心理的要因 │
│         │  │(Total pain)│ │         │
└─────────┘  └─────────┘  └─────────┘
                ↕
        ┌──────────────┐
        │スピリチュアルな要因│
        └──────────────┘
```

出典：「がんの痛みからの解放　第2版」(WHO, 1996) より改変．

しての尊厳を損なわせ，周囲の人々との交わりを困難にする．

終末期では急変が7人に1人の割合で起こる．急変の主なものは，出血，呼吸不全，心不全，消化管穿孔などである．緩和ケアにおいても急変に備えた24時間対応体制が望ましい．家族への病状説明の際に，急変の可能性があることをあらかじめ伝え，対処法などについて事前に相談し，在宅患者の場合には連絡方法についても伝えておく．

(2)　精神的苦痛 mental pain

精神的苦痛としては，恐れ，怒り，不安，孤立感，抑うつ，せん妄などが起こる．また，病状の悪化に伴い，社会的役割，地位，所有物などの喪失を体験するようになり，精神的負担はさらに大きくなっていく．

精神的苦痛への対応では，不安，抑うつ，せん妄の診断と対応がとくに大切である．

(3)　社会的苦痛 social pain

仕事上の問題，家庭内の人間関係，末期状態になった時の遺産の問題などが，がん患者を最も悩ます原因となる場合もある．

身体的苦痛に社会的苦痛が密接に関係している場合には，社会的問題の解決により身体的苦痛が軽減することもある．

(4)　霊的苦痛 spiritual pain

がん患者は「どうして自分がこんな病気にならなくてはならないのか」などと問いを投げかけ，苦悩の意味や理由をたずねたり，また，がんになったことを自分がこれまでに行ってきた

図 12-2 痛み治療の目標

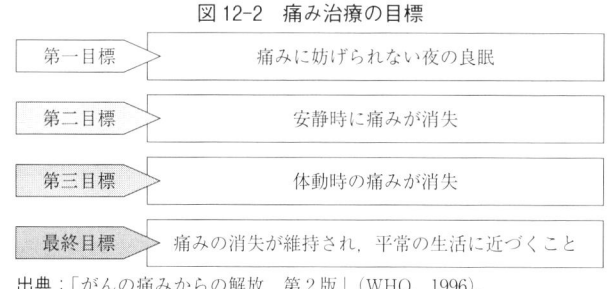

第一目標	痛みに妨げられない夜の良眠
第二目標	安静時に痛みが消失
第三目標	体動時の痛みが消失
最終目標	痛みの消失が維持され，平常の生活に近づくこと

出典：「がんの痛みからの解放 第2版」（WHO, 1996）．

悪事の罰として「罰が当たったのだ」などと受け取り，後悔の念を持つことが多い．
このような自責の念や罪の感情のため，ときには深い苦悩に陥る．

2 緩和ケア手技の基本

緩和医療手技の要点は以下の4点に集約される．

① 傾聴
② 共感
③ 手当て
④ ユーモア

「傾聴」とは，患者，家族の声に十分に耳を傾けることであり，そして患者の立場に立って共に感じることが「共感」である．共感は同情ではなく，患者の立場に立って苦痛を考えることであり，患者の苦痛の表出に対して復唱し，「……が苦痛なのですね．」と返答し医療者が理解していることを表出することが大切である．そして痛いところなどに手を当てる「手当て」という行為は，医療の基本であり単なる行為としてではなく相互の気持ちを通じあわせる意味を持つ．このために，「お互いを思いやる心」や「ユーモア」などが大きな役割を果たすという意味で，患者家族に対して「ユーモア」をもって接することが大切であり，緩和ケアのポイントである．これらはよく考えると緩和ケアというより，先進医療が進めば進むほど忘れ去られやすい医療の基本「医の原点」でもあると思われる．

3 がん性疼痛管理の基本的考え方

がん性疼痛管理の基本的考え方は表12-1に示すWHOの5原則に基づき，図12-2に示す4段階の治療目標を目指して管理する．詳しく述べると以下の目標を1段ずつクリアすることで

表12-1　WHO性疼痛管理の5原則

①経口投与で（by mouth）：投与経路は簡単な経路から開始する．
②時間を決めて規則正しく（by the clock）：がん性疼痛は慢性痛であり痛みが出てからの投薬では痛みを感じてしまっていることになるので，常に痛みから解放するためには，時間を決めて投薬することが必要である．
③ラダーに沿って効力順に（by the ladder）：図12-3に示す3段階除痛ラダーに沿って鎮痛剤を使用していく．しかし痛みが強ければ第2段階を超えて3段階の強オピオイド（オピオイドとは一般に神経に分布するオピオイド受容体に働くことで効果を出す麻薬を総称する）を使用することもある．
④患者ごとの個別の用量で（for the individual）：患者ごとの適正な用量の設定を行う（タイトレーション＝滴定）ことが必要である．疼痛管理は，血圧，血糖の管理と異なり，日々患者ごとに疼痛管理を行い，適正な鎮痛剤の用量設定を1日でも早く早急に行うことが重要である．
⑤そのうえで細かい配慮を（attention to detail）：鎮痛剤による副作用に対する細かい配慮が重要である．

ある．

① 第1段階：夜寝られるように

　がん性疼痛は慢性痛であり，疼痛によって睡眠を妨げられることは，恐怖，不安を助長してしまう．まず夜寝られるようにすることが疼痛管理の第1目標となる．

② 第2段階：安静時痛くない

　安静時には痛みが確実に取れていることが第2段階の目標となる．

③ 第3段階：運動時痛くない

　運動時の痛みは，コントロール困難な場合もあるが，軽減は得られる．

④ 最終目標としては，運動時も痛くなく，日常生活動作が維持されることである．

4　疼痛以外の管理の基本

　緩和ケアすべき症状は多彩である．呼吸困難感，吐き気，嘔吐，だるさ，不安などそれぞれに対しての詳細なスキルの解説は本書は医療者向けの本ではないためここでは省く．すべての症状管理の基本は，前述した緩和ケアの4つのポイントでアセスメントを行い，その患者の目標を共に理解すること，また，家族を含めた多職種チームで検討し，その患者，家族が望むよりよい生活環境を提供することである．その提供すべき環境には病院，緩和ケア病棟を含む施設と在宅がある．

第3節　緩和ケアにおける死生学

　上記のようなスキルを持って患者，家族に対して緩和ケアを行うときに，医療者は死生学を研修する必要性があると強く感じる．緩和ケアは上記に述べたスキルを用いて行うが，患者個々の，家族個々の今までの生活の歴史があり，緩和ケアの目的である患者，家族にとって最良の生活環境を提供することに関しても十人十色であり，決まったものはない．そのために，

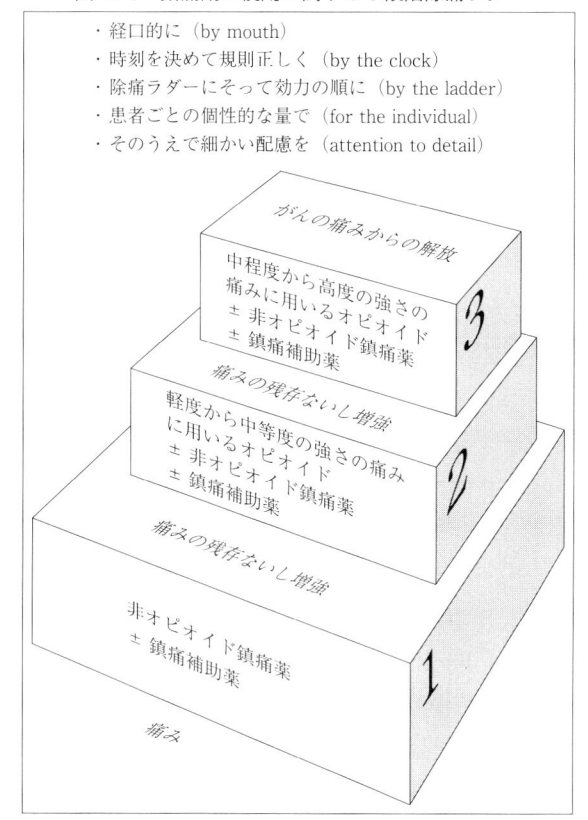

図12-3 鎮痛剤の使用に関する3段階除痛ラダー

・経口的に（by mouth）
・時刻を決めて規則正しく（by the clock）
・除痛ラダーにそって効力の順に（by the ladder）
・患者ごとの個性的な量で（for the individual）
・そのうえで細かい配慮を（attention to detail）

がんの痛みからの解放
中程度から高度の強さの痛みに用いるオピオイド
± 非オピオイド
± 鎮痛補助薬
3

痛みの残存ないし増強
軽度から中等度の強さの痛みに用いるオピオイド
± 非オピオイド
± 鎮痛補助薬
2

痛みの残存ないし増強
非オピオイド鎮痛薬
± 鎮痛補助薬
1

痛み

出典：「がん疼痛の薬物療法に関するガイドライン2010年版」日本緩和医療学会.

苦痛症状を薬で取ればよいのではなく，まずその患者，家族にとっての目的に対してどのような目標を立て，緩和ケアを提供していくかをプランニングするために，先に述べた緩和ケアのポイントである「傾聴」を行い，その患者家族の歴史から死生観までも含めて「共感」して，ケアをプランニングしていく必要がある．そこでは死生観は重要であり，患者にとって死は家族との別れであるが避けられないものであれば，最後まで苦痛なく，悔いのないものにしたいと考えるとき，苦痛のないようにすることは，緩和ケアのスキルで可能である．しかしその患者が悔いのないようにするには，その人の人生の歴史から紐解いて家族からも情報を得て共に考えていく，つまり共感が必要になるのである．

また家族は，患者から「死」というものを学ばせてもらい，それを人生の糧としていくのである．特に両親，子ども，兄弟の「死」は家族にとって恐怖の対象としてではなく，身近なものとして学ぶことが多い．それは家族が「死」というよりは「生」を学ばせてもらっているからではないだろうか．

緩和（終末期）ケアは看取るための医療にとどまらず，生きるための医療であると受けとる

ことができるので，臨床死生学は臨床人生学と呼ぶことができるのではないか．

次に在宅ケアについて記述する．

第4節　在宅緩和ケア

1　在宅ケアとは

　在宅ケアとは，外来，入院の「治す医療」と異なり，家族と楽しく家で過ごすことを「支える医療」と位置づけることが出来る．

　入院と在宅ケアの違いは図12-4に示すような利点と欠点が交差する関係にある．入院ではナースコールを押せば看護師さんが，すぐに来て処置をしてくれる．そして，その状況を医療者が把握しやすく対処もしやすいという利点があるが，家のように好きな時に好きなことをすることは難しく，家族も充分にケアに参加することが出来ないという欠点がある．在宅では，それらが交差するようになり，入院の利点が在宅の欠点として医療者が家族からの連絡だけでは状況を把握しにくい場合もあり，緊急往診などの対応にも行くまでの時間がかかる．その反面，患者さんにとっては，家族と一緒の時間を過ごし，家族に手を当ててもらえることが最大の利点である．さらに，家族にとっても一緒の時間が過ごせて，介護することによって「家族の絆」を強めることができる．

2　在宅ケアにおける疼痛管理（緩和法）

　痛みに関して前述したように基本的なものは変わりないが，在宅という環境で疼痛を管理する場合の特徴と注意点が幾つかある．

　特に在宅の場合は，疼痛管理というより疼痛緩和法があることも忘れてはならない．それは，①家族による「手当て」が一番大切であり有効であること．「手当て」とは不思議なもので，痛いところに手を置いているだけで痛みが緩和されてくるものである．その「手当て」こそが医の原点であり，またそれを家族が出来るところが在宅ケアのすばらしいところでもある．他に②入浴，散歩，マッサージ　③本人の嗜好（飲酒など）趣味などを自由にできることで疼痛が緩和されている症例を在宅の現場では良く経験する．これは実際在宅ケアをさせてもらって初めて気が付いたことであり驚きでもあった．

3　臨床死生学における在宅ケア

　がんの在宅緩和ケアでは，自宅での「看取り」という観点から，患者，家族の死生観におい

図12-4 施設における緩和ケアの利点、欠点

```
入院                        在宅
利点                        利点
病態の変化に対処              家族との時間が持て、
しやすい                    自然な日常生活が送れる
家族の負担軽減              欠点
病態把握がしやすい          家族負担が増える
欠点                        急変対応が遅れる
自然な形での日常生活が      病態の把握が困難
できない
面接時間の制限
```
出典：著者作成．

図12-5 入院・在宅の違い

```
➤ 入院                    ◇ 在宅
➤ ①治療が主目的           ◇ ①ケアが中心
➤ ②患者治療が中心         ◇ ②患者、家族ごとケア
➤ ③家族が来院             ◇ ③医療者が家族の中に
   （家族はGuest）              （家族はHost）
➤ ④医療保険のみ           ◇ ④医療、介護保険
➤ ⑤医師が中心             ◇ ⑤医師、看護師、ヘル
➤ ⑥薬剤に縛りなし              パーの連携
                          ◇ ⑥在宅での薬剤は限定
```
出典：著者作成．

て施設ケアの患者，家族との違いを感じる．

　患者にとっては，施設（一般病棟）は，緩和ケアとは知りつつも，回復（退院）を願い，自分の本当の住処ではない仮の住処で生活（入院）されているケースも少なくない．施設が緩和ケア病棟の場合は，緩和ケア病棟を「最後の住処」と考えて住まわれている方も多く，一般病棟とは，明らかに死生観が異なるが仮の住処であることには変わりはない．つまり図12-5に示したように患者は施設では，あくまで「お客（Guest）」であり，施設の医療者が「主人（Host）」になっている．それに比べて在宅（自宅）というのは，本人にとって本当の住処であり「自分の城」である．つまり自宅では，患者が主人（Host）であり，訪問する医療者がお客（Guest）になる．

　多くの動物は，自分の住処＝巣を持ち，そこを守り，生活し，子孫を育て，次世代を育んでいる．そこが自分にとって最も良い生活環境にするように努めているのである．

　在宅での看取りでは，患者にとっては苦痛の軽減が得られやすく鎮痛剤の減量が可能であることも多く経験される．また不安も少なく看取りの時に「安らぎ（笑顔）」さえ感じられることがあるのである．

　著者の個人的見解では，患者にとって症状のコントロールが付いていれば，自宅で過ごすこ

とは「自分の城で（好きなところで），自分の最愛の人たちと大切な時間を過ごし，天に生まれ帰る（往生）ことができる最善の場所」なのかもしれない，と考える．

　家族にとっても，医療施設では「お客（Guest）」として見舞いに行くため，患者への介護を積極的にすることは少ない場合が多い．しかし自宅では，自分たちの城で「主人（Host）」としての患者に対して，家族としての絆を深くしながら，精一杯の介護をして大切なときを過ごすことができるのである．そのため，在宅での見取りでは，ご家族の多くから深い悲しみはあるものの医療施設での看取りと違う，充実感，満足感を感じられることがあるのは確かである．その証として看取りのときの家族の反応は，医療施設では悲しみに包まれ涙する光景が多いが，自宅での看取りでは，悲しみの涙ではなく感謝の涙であることが多く，「ありがとう」という言葉を患者にかけていることが多い．家族の死生観が自宅での看取りによって変化してきているのではないだろうかと感じることが多い．図6-2（p.71）に示したように1975年ころまでは，自宅での看取りが病院での看取りよりも多く，それ以降に病院と自宅が入れ替わり現在に至っていることが日本人の死生観にも関わっていると考えられる．国の政策が在宅医療を推進しており，在宅での看取りが増えるのであれば日本人の死生観も変わってくるのではないだろうか．

【サイドメモ】

　日本では1970年に在宅死と病院死の数が逆転し，現在も8割が病院死を迎えている．医療の進歩とともにがん患者も含め超高齢社会を迎えた今日，ケアのフィールドも在宅にシフトしてくると考えられる．「キュア」から「ケア」へシフトしていくためには，死への準備教育は必要不可欠なものであり「臨床死生学」は重要な学びである．

第3部
「死」「別れ」の文化

第13章 グリーフケア

本章では，まず理論的な理解を深めるために，グリーフおよびグリーフケアとは何か，どのような流れのなかでグリーフケアの視点やアプローチが発展してきたかを学ぶ．次に，グリーフケアが行われている居場所として代表的なセルフヘルプ・グループに着目し，セルフヘルプ・グループにおいてどのようなグリーフケアが行われているかを紹介し，その実際について理解を深めていく．

【学習の要点】

・グリーフおよびグリーフケアとは何かを学ぶ．
・グリーフの定義と理論モデルの変遷を辿り，グリーフケアの視点やアプローチがどのように発展してきたかを学ぶ．
・グリーフケアの一事例として，セルフヘルプ・グループの実践を挙げ，そこでどのようなグリーフケアが行われているか，グリーフケアの根底にあるものとは何かを学ぶ．

キーワード▶グリーフ，グリーフケア，喪失体験，子どもを亡くした母親，セルフヘルプ・グループ

第1節 グリーフ／グリーフケアの定義

1 グリーフ

グリーフ（grief）とは，「重い」という意味をもつ "gravis" に由来し，「心が悲しみで重くなる（いっぱいになる）」という状態を示す言葉として用いられていた（バーネル＆バーネル著，長谷川・川野訳，1994=1989, 19）．表13-1のように，グリーフの概念が学問上に登場したのは1940年代の初頭であり，精神分析医リンデマン（Lindemann, E）によって提唱された．

1940～1960年代は，グリーフを死別により生じる症候や反応と定義するものが多かったが，1980年代に入るとグリーフがより広義にとらえられ，グリーフのもつ多様な側面や過程に目がむけられるようになった．

リンデマンは，1942年に「ココナッツグローブ」というナイトクラブで発生した大火災で被害を受けた生存者や，病院や戦場で身内の人を亡くした遺族など，計101人にインタビューを行い，その人たちがどのようなグリーフを抱えているかを調査した．そして，その結果を "Symptomatology and Management of Acute Grief"（「急性悲嘆の症候と処方」）という論文にまとめ

表13-1　グリーフの定義

リンデマン (1944)	身体的，心理的症候
ボウルビー (1960)	悲哀の過程で生じる落胆や絶望などの情緒的体験
パークス (1996)	死別により生じる心理的反応，変遷推移する過程
ランドー (1993)	心理的・社会的・身体的反応の過程であり変化を遂げながら発展する，きわめて個別的な感覚

出典：金子，2009.

た．リンデマンは，この論文でグリーフを「身体的・心理的な症候」と定義し，たいせつな人を亡くした人の多くが抱えている典型的なグリーフの特徴として，身体的・精神的苦痛（たとえば，息苦しさ，緊張感，気力のなさや疲労感），死者への思慕，罪意識，人に対する敵意，社会生活の喪失などがあることを発表した．また，リンデマンは，臨床経験を通して一部の人に典型的なグリーフとは異なる病的なグリーフがあることを明らかにした（リンデマン著，若林・斎藤訳，1982=1944, 177-179）．

リンデマンがグリーフの概念を提唱した約20年後，ボウルビー（Bowlby, J）がリンデマンとは異なる見解を示した．ボウルビーが明らかにしたことは，子どもが母親から長期的に引き離される時の体験と，たいせつな人を亡くした人の喪失体験との間に共通性があるということであった．ボウルビーは，その内容を"Grief and Mourning in Infancy and Early Childhood"（「乳幼児期における悲嘆と悲哀」）という論文で発表し，グリーフを「悲哀の過程で生じる落胆や絶望などの情緒的体験」と定義した（Bowlby, 1960）．

さらに，ボウルビーと共同研究を続けてきたパークス（Parkes, C）は，ボウルビーが提示した定義をさらに発展させた定義を発表した．パークスは，死別に関する長年の研究成果を整理し，1996年に"Bereavement Studies of Grief in Adult Life"（『死別／遺された人たちを支えるために』）を出版した．そして，この著書でグリーフを「愛するものとの死別により生じる心理的反応」と定義した．また，グリーフとは「変遷推移する過程」であり「互いに交わりあい置き換わる」と説明している（パークス著，桑原・三野訳，2002=1996, 13）．パークスと同じように，ランドー（Rando, T）もグリーフの複雑さや過程に注目している．

> グリーフとは，喪失に対する心理的，社会的，身体的反応の過程である．つまり，グリーフは，(a) 心理的側面，社会的側面，身体的側面に生じ，(b) 変化を遂げながら発展し，(c) 自然な反応であり，(d) 必ずしも死だけではなく，あらゆる喪失により生じる反応であり，(e) グリーフを体験する本人によるきわめて個別的な感覚である（Rando, 1993, 22）．

このように，グリーフの概念についてはこれまでに多くの研究者によって定義されてきたが，いまだに一致した見解はない．その理由の1つは，たいせつな人を亡くした人が抱えるグリー

フは十人十色であり，誰をどのような状態で何歳の時に亡くしたかなどによって一人ひとり異なり，一般化することが難しいことが考えられる．

たとえば，親を亡くした人の場合，10代で亡くした人，20代で亡くした人，30代で亡くした人，それ以降で亡くした人とではグリーフのあらわれ方は大きく異なる．たとえ，同じ年齢の人が同じような原因でたいせつな人を亡くした場合であっても，亡くなった人とどのような関係であったのか，死別体験をした人がどのような性格でどのように死を受けとめているのかなど，状況や関係性や死生観によってグリーフの中身やグリーフが続く長さは変わる．グリーフは，他者からは見えにくいため，一見すると何も変わっていないように見えるかもしれない．しかし，たいせつな人を亡くした人は，目には見えない幾重にも広がるグリーフを内に抱えながら生活している．

2　グリーフケア

たいせつな人を亡くした人のケアをグリーフケア（grief care）という．日本では，グリーフケアの言葉も実践も社会に浸透しているとは言い難いが，関係者のみが知っていることではなく，新聞や本でも取り上げられている．

社会的な関心が高まったのは1990年以降であり，とりわけ関西で実践や教育が広まった．その背景には，阪神・淡路大震災（1995年），神戸連続児童殺傷事件（1997年），大阪教育大学教育学部附属池田小学校児童殺傷事件（2001年）JR福知山線脱線事故（2005年）など，目をそらすことのできない数々の出来事があった．これらの天災や事件は，思いもよらない突然の出来事であり，亡くなった人の身近にいる多くの人に深い悲しみや苦しみをもたらした．2011年3月11日に発生した東日本大震災は，グリーフケアという言葉を世に広め，その内容やその必要性が新聞記事などで大きくとりあげられた．

グリーフケアについて書かれている本は，主に著者がグリーフケアの援助者や研究者であり，専門家に向けた専門書が多く，「グリーフケア＝たいせつな人を亡くした人への介入や支援」という意味合いが強い．また，「グリーフケア＝たいせつな人を亡くした人がグリーフを乗り越えていくように支援すること」と位置づけているものが多く，グリーフケアが援助者によって行われる専門的な支援であり，限定的な場で行われているという印象を与える．しかし実際には，グリーフケアは，地域，学校，セルフヘルプ・グループ（self-help group），家族，友人，同僚，援助者など，多様な場や関係性のなかで行われており（Dyregrov & Dyregrov, 2008），グリーフケアの実際と定義との間に距離感があることがうかがえる．

グリーフの定義と同じように，グリーフケアもたいせつな人を亡くした人やその人の置かれている環境によって一人ひとり異なる．グリーフケアは幅広く行われている実践であるため，グリーフケアとは～であるというように，ひとくくりで整理しようとすることに無理があるのかもしれない．定義づけることでケアの中身をかえって限定的にしてしまう可能性もある．グ

リーフケアがどのようなものであるかを深く知るには，それぞれの場で行われているグリーフケアの実践を調査して言語化したり，事例検討を積み重ね，その現状や課題などを理解するよう努めることがたいせつである．

第2節　グリーフケアの視点・アプローチ

表13-2のように，グリーフケアの視点やアプローチは，グリーフの定義や理論モデルの変容とともに発展してきた（金子, 2010）．

表13-2　グリーフケアの視点・アプローチの変容

	第1期　1940～50年代	第2期　1960～80年代	第3期　1990年代以降～
グリーフの定義	グリーフとは喪失体験によってもたらされる身体的・心理的な症候	グリーフとは，悲哀の過程で生じる落胆や絶望などの情緒的体験	グリーフとは一人ひとり異なる個別的なものであり，多様な反応があり，変容する
グリーフ・プロセスの理論モデル	グリーフにプロセスがあるという考えはなく，理論モデルはなかった	段階モデル グリーフには予測のつく段階的なプロセスがあり，時間の経過に伴って人はグリーフから回復する 課題モデル 死別から生活を再生していくプロセスがあり，たいせつな人を亡くした人はそのプロセスのなかで取り組むべき課題がある	構成主義アプローチ グリーフ・プロセスとは，たいせつな人を亡くした人が自己の考え方や人生観を見つめなおし，人生や喪失の意味をその人なりに再構成するプロセスである
グリーフケアの視座・アプローチ	精神分析学的・治療的 ・グリーフは心の傷であり，感情表出によってその傷を癒す ・故人との関係を断ち切るように感情面において故人との別離を促す	心理的 ・たいせつな人を亡くした人が死別を乗り越えて回復することを目指す ・たいせつな人を亡くした人が特定の課題を達成することを支援する ・家族単位でグリーフセラピーを行う	社会的・スピリチュアル ・たいせつな人を亡くした人と故人との関係に着目し，故人と続いている絆を確認し他者と共にわかちあうことを重視する

出典：金子, 2009を加筆修正．

1　1940～1950年代：精神分析学的視座

1940～1950年代は，グリーフを死別により生じる「症候や反応」と定義するものが多く，その時々に現れるグリーフの身体的・心理的な反応や症候に関心が寄せられ，グリーフケアは，

精神分析学的アプローチが主流であった．グリーフは心の傷であり，傷が癒えれば人は回復すると考えられ，感情表出によってグリーフを治癒することがケアの目標とされていた．死別を人生の1つの危機ととらえ，できるだけ早急に危機に介入する危機介入アプローチ（crisis intervention apploach）が臨床で広く用いられた（Lindemann, 1982）．また，たいせつな人を亡くした人が故人とのつながりを求めることは病的と考えられ，故人との関係を断ち切り，感情面の別離を促すことがグリーフケアの中心的な課題とされた（Doka, 2009）．

2　1960〜1980年代：心理的な視座

　ボウルビーがグリーフを「悲哀のプロセスで生じる落胆や絶望などの情緒的体験」と定義したように（Bowlby, 1960），この時代も，たいせつな人を亡くした人が抱えるグリーフの心理的な反応（抑うつ，不安，罪悪感，怒り，孤独感，無力感など）に目が向けられていた．以前との違いは，グリーフにみられるプロセスに着目していることであり，グリーフ・プロセスのモデルが次々と生み出された．その代表的なのが，「段階モデル」（phase model）と「課題モデル」（task model）である．

　「段階モデル」は，グリーフには予測のつく段階的なプロセスがあり，時間の経過とともに人はグリーフから回復していくという見解を示している．このモデルが登場した1960年代初頭，エンゲルはグリーフには「ショックと否認→喪失を認識する→治癒と回復」という3つのプロセスがあると発表した（Engel, 1961）．エンゲルがモデルを提唱した後，キューブラー＝ロス（Kubler-Ross, E）が，末期がん患者へインタビューを行い，死にゆく人の心の動きには「否認と孤立→怒り→取り引き→抑うつ→受容」という5段階があることを明らかにした（Kubler-Ross, 1969）．患者が死を受容するまでの過程を精緻に考証したキューブラー＝ロスの研究は，グリーフケア研究に多大な影響を与え，たいせつな人を亡くした人も死にゆく人と同じような段階をたどるのではないかということが提起された．そして，キューブラー＝ロスの研究を境に数々の「段階モデル」が提唱され，実践で広く用いられるようになった．

　「課題モデル」は，たいせつな人を亡くした人が死別から生活を再生していくプロセスにおいて，いくつか取り組むべき「課題」があるという見解を示している．その代表的なのが，ウォーデン（Worden, W）によるモデルである．「段階モデル」では，たいせつな人を亡くした人は，段階的なグリーフ・プロセスをたどり，受動的にグリーフから回復することが強調されている．それに対し，ウォーデンは「課題」（task）という概念を提示し，たいせつな人を亡くした人が死別後の生活に適応するためには，主体的に「課題」に取り組む必要があると指摘した．そして，表13-3のように，4つの「課題」を提示した（Worden, 1982）．

　このように，グリーフケア研究において「段階モデル」と「課題モデル」が注目され，周知されていくなか，グリーフケアの実践では心理的アプローチが浸透した．「段階モデル」と「課題モデル」は，明快で説得力があるため実践への影響力も大きく，このモデルを適応した

第3部 「死」「別れ」の文化

表13-3 ウォーデンによる「課題モデル」

課題	喪失の現実を受け容れる	悲嘆の苦痛を乗り越える	故人のいない環境に適応する	故人を情緒的に再配置する
内容	死別後は，死の現実を否定したり，そこから回避したいという気持ちになるが，その現実をきちんと受けとめ，その意味を理解する	喪失に伴う感情を回避したり抑圧すると，悲嘆過程は長引き，抑うつ傾向が強まるため，死別を体験した人は，感情を抑圧せずに表現する	故人がいないという現実と向き合い，新しい生活パターンを構築する	故人の絆から自らを解放し，人とのかかわりを再調整する

出典：ウォーデン（1993=1982）をもとに筆者作成．

カウンセリングが徐々に広まった（Neimeyer, 2006）．そこで最も重視されたのは，死別を乗り越えて回復に到達することを目指すことであった．さらに，個人のグリーフは家族から影響を受けるという考えのもと，家族単位でグリーフを把握する重要性が指摘され（Rosenblatt, 1983），家族に働きかけるグリーフ・セラピー（grief therapy）が注目された（Kissane, 2004）．

3 1990年代以降：社会的・スピリチュアルな視座

グリーフケア研究では，グリーフには共通の反応があることが当然のように語られていた．しかし，実際には典型的なパターンがあるわけではなく，一人ひとりの人生観や性格，家族構成，困難への対処方法，故人や周囲の人との関係など，さまざまな背景によってグリーフに多様な反応があることが学術的にも実践的にも明らかになった（Neimeyer and Mahoney, 1995）．また，長年グリーフケアの実践や研究で支持されてきた「段階モデル」が疑問視され，誰にでも共通するプロセスはなく，モデルをあてはめたケアに限界（たいせつな人を亡くした人をかえって苦しめることにつながる）がみられてきた（Wortman and Silver, 1989）．

そこで新たな考え方が支持されるようになった．新学説に共通するのは，グリーフの反応もプロセスも一人ひとり異なり，普遍化できないということであり，死別を体験した人の個別性を考慮したグリーフケアのあり方が模索された．そのなかで登場したのが「意味再構成アプローチ」（meaning reconstruction apploach）であり，このアプローチを用いたグリーフケアが近年国内外で注目されている（Neimeyer, Prigerson, and Davies, 2002; Neimeyer, 2007）．

「意味再構成」という言葉は，「人間には生まれながらにして物事に意味を求め，意味を創造する才能を持ち，常に意味を創造し続けている」（Neimeyer, 2006: 164）という社会構成主義の考え方が根底にある．この考え方がグリーフケアのアプローチにも導入され，「意味再構成アプローチ」が登場した．このアプローチは個別性を尊重し，グリーフ・プロセスとは，たいせつな人を亡くした人が自己の考え方や人生観を見つめなおし，人生や喪失の意味をその人なりに再構成するプロセスと捉えている．援助者主導ではなく，たいせつな人を亡くした人自身を主役とした個別性を尊重するグリーフケアが求められている．とりわけ，故人とのつながりに

着目するスピリチュアルな視座を重視し，故人との関係を遠ざけて切り離すのではなく，その関係をたいせつにし，愛着関係を育むことがグリーフケアの根底にある．

このような流れのなかで，たいせつな人を亡くした当事者の語りに関心が寄せられ，喪失体験や亡くなった人との思い出などを語ることやその語りを他者が聴くことがグリーフケアとして重視されるようになったことが学術的に認められるようになった．たとえば，日本のグリーフケアで支持されているニーマイヤーの研究では，喪失体験を語ることは，たいせつな人を亡くした人が自己や世界を知る機会や，グリーフの意味を内省する機会になることが論証されている（Neimeyer, 2006）．また，語り聴きを通して人生の意味を再構成することがグリーフの緩和をもたらし，グリーフケアとして意味があることも報告されている（Neimeyer, 1998, 2006）．実践現場だけではなく，グリーフケアの研究手法としても当事者の語りを分析するナラティヴ手法が用いられ，その意義が指摘されている（Grout and Romanoff, 2000; Gilbert, 2002；金子，2009）．

第3節　グリーフケアの実際

1　グリーフケアが行われている場

坂口幸弘，(2010) は，グリーフケアを提供する人として，①遺族同士，②家族・親族・友人知人，③医療関係者・宗教家・福祉関係者・学校関係者・葬儀業者など遺族に接する人々，④精神科医やカウンセラーなどの専門家，⑤公的機関，⑥その他（傾聴ボランティア）を挙げている．おそらく日本では，グリーフケアが行われている場として，同じ体験や思いをもつ遺族が集うセルフヘルプ・グループ（以後，SHG）がもっともなじみのある場ではないかと思われる．

2　セルフヘルプ・グループにおけるグリーフケア

SHG は，死別などストレスフルな経験をもつ人が，新たな一歩を踏み出すきっかけを提供する場である（Liberman, et., al, 1979; Folken, 1990; Tedeschi & Calhoun, 1993）．グリーフケアが行われている SHG では，参加者はグリーフに対応する方法を学んだり（Gertner & Riessman, 1982; LaGrand, 1991; Caserta & Lund, 1993），同じ体験をした人とのふれあいによって孤独感を和らげていく（Gottlieb, 1988; Liberman, 1993）．パークスは，SHG などの「グループによる支援は「同じボートに乗っている」人々と出会う良い方法であり，社会的孤立に陥るおそれのある死別体験者たちにとりわけ効果がある」と述べている（パークス著，桑原・三野訳，2002=1996：320）．

これまでに，SHG への参加がメンバーにどのような影響を与えるかについて，いくつかの

実証的な研究が行われてきた．たとえば，リバーマンは子どもを亡くした親のSHGを含む3つのタイプのSHGを対象に調査を行い，グループへの参加がメンバーにどのような影響を与えるかを比較分析している（Liberman, 1993）．対象者は，配偶者を亡くした人のSHGである"THEOS"のメンバー491人，"NAIM"のメンバー187人，子どもを亡くした親のSHGである"TCF"のメンバー197人である．この研究では，31の質問項目をもとに，SHGへの参加によって，自責の念と怒りの値がどのように変化するかが測定された．その結果，それぞれのグループで異なる結果が導き出された．まず，"NAIM"のメンバーにとっては，メンバーと感情をわかちあうことが自責の念の緩和につながっており，自責の念が緩和していなかった人には，人との交流を遠ざけたり，怒りを発散しないという特徴があった．それに対し，"THEOS"のメンバーは感情を表出することが自責の念の緩和につながっていた．また，"TCF"のメンバーはグループのなかで希望を見出したり，子どもが亡くなった現実とむかい合い，自分が生きていることをかけがえのないこととして受けとめることが自責の念の緩和につながっていた．

　クラス（Klass, D）は，子どもを亡くした親のSHGである"Bereaved Parents"のアドバイザーとして約40年以上活動を続けており，このグループで実施してきた参与観察による調査結果をもとに，親のグリーフ・プロセスを分析している．表13-4のように，クラスはグループに参加するメンバーのグリーフ・プロセスを，①死別直後の段階，②グリーフの渦中にいる段階，③グリーフと共にいる段階，④グリーフから回復に向けた段階の4つに分類し，子どもを亡くした親が「内なる世界」で亡くなった子どもとどのように関係を維持しているか，また，「外の世界」で人とどのようにかかわっていくかを検討している（Klass, 2001）．

(1) 死別直後の段階

　「内なる世界」では，子どもの死によるショックから，子どもとのかかわりがシャットダウンされた気持ちになる．その一方で，いつか子どもと関係を取り戻せるだろうと期待している．そのなかで，子どもの持ち物を通して子どもとの関係を維持している．「外の世界」では，社会から孤立したり，周囲の無理解を経験する．さらに，子どもが亡くなった現実世界に適応できないのもこの時期にみられる特徴である．

(2) グリーフの渦中にいる段階

　「内なる世界」では，亡くなった子どもとの関係が非常に複雑な状態である．親は子どもと引き離された思いを抱いて子どもの喪失を認識する一方で，生きていた頃の子どもに思いが注がれ，過去と現在を行き来しているような状態にある．「外の世界」では，SHGのなかで亡くなった子どもや他の親とつながっているという思いを抱くようになる．さらにSHGでは，メンバーと共に日常生活で直面する諸問題に対する解決方法をわかちあうようになる．このようなかかわりを通して，「内なる世界」で子どもとの絆を徐々に深めていく．

表13-4 SHGに参加する親のグリーフ・プロセス

段階	内なる世界	外の世界
① 死別直後 (Newly Bereaved)	・子どもとのかかわりがシャットダウンされた思い ・子どもと触れられない思い ・子どもといつか関係を取り戻せるだろうと期待する ・子どもの持ち物と触れ合う	・社会から孤立する ・目の前にある現実世界に適応できない
② グリーフの渦中にいる段階 (Into their Grief)	・生きていた子どもと引き離された思いを抱く ・子どもが抱えていたであろう痛み（pain）を感じる ・親子の絆がアンビバレントになる	・SHGを通じて亡くなった子どもとつながる ・お互いに「今ここにいる」（being there）という思いを抱く ・日常生活の問題に対する解決法をわかちあう ・亡くなった子どもと相互的にかかわる
③ グリーフと共にいる段階 (Well Along in their Grief)	・子どもが抱えていたであろう痛みをあるがままに受けとめる ・子どもとつながる居場所を心のなかに内在化させる	・子どもとつながる拠りどころを確保する ・SHGのメンバーをささえるなかで子どもとのつながりを感じる ・子どもを地域のなかに位置づける
④ グリーフから回復に向けた段階 (Resolved as much as it will be)	・グリーフと共に学ぶ ・子どもとつながる居場所を心のなかに内在化させることで自己を成長させる	・子どもを社会のなかに位置づける ・日常生活では起こり得ないような出来事が実際には起こり得るということを受けとめる

出典：クラス（2001）をもとに筆者作成.

(3) グリーフと共にいる段階

「内なる世界」では，亡くなった子どもとつながる居場所を自らの心のなかに内在化するようになる．「外の世界」では，SHGや地域のなかで子どもとつながる拠りどころを確保し，子どもをそのなかに位置づけるようになる．またSHGでは，親は自らと同じ状況に置かれた親をささえるなかで，自分の子どもとのつながりを感じるという特徴がある．

(4) グリーフから回復に向けた段階

「内なる世界」では，自らが抱えているグリーフを受けとめ，グリーフと共に学ぶという思いを抱くようになる．また，子どもとつながる居場所を心のなかにしっかりと内在化させることで，自己を成長させるようになる．「外の世界」では，子どもが生きた証を世に広めながら，社会のなかに子どもを位置づけるようになる．

このように，クラスの研究では，子どもを亡くしてSHGに参加する親のグリーフ・プロセスが検討されており，SHGへの参加によって，親が新たな一歩を踏み出すきっかけを見出すという可能性が示されている．また，SHGへの参加を通して，親の「内なる世界」と「外の世界」が変化し，亡くなった子どもとの関係や周囲の人との関係を再構成していくことが明らかにされている．

3 グリーフケアの根っこにあるもの

セルフヘルプ・グループでは，語ることの傷みや語りたくても語れない，泣きたくても泣けない傷みを一人ひとりが身をもって体験している．参加者は，語り出されるまでの過程で体感してきたその傷みをもち寄ってグループに参加する．そして，たいせつな人を失った無念さや悲しみ，つらさなどの耐えざる体験や，周囲の人とのかかわりのなかで感じる戸惑いなどをメンバーがそれぞれ自らの言葉で語り聴き合う．心に内在した感情を自分の言葉で語ること，そして，その語りを受けとった人に聴いてもらえた，自分の気持ちをわかってもらえたと実感することは，新たな一歩を踏み出すうえで意味深い体験となる．

既述のように，グリーフケアでは，たいせつな人を亡くした人が喪失体験を語ることやその語りを聴くことがケアの幹となっている．

　　　　同じ苦しみをしている人と話せる……
　　　話すことができるっていうのが一番の救いでした

　　　話せるっていうことはすごく楽になるんですよね
　　　ましてや同じ経験をしている方たちばっかりですから

　　　わぁっとこみ上げてきちゃって．そうこみ上げてくると
　　それを見て泣いてくれる人がすごくいて．気持ちは安らいだんですよね
　　　わたしのために涙を流してくれる人がいるっていう思いが……

これは，小児がんで子どもを亡くした母親の語りである（金子，2009）．母親が語っているよ

うに，子どもを亡くすという魂が消えてしまうような体験をし，深い悲しみを抱える親が集うセルフヘルプ・グループは，誰の目も気にせずに心ゆくまで涙を流し，安心して本音を語り聴きあい，悲しみをわかちあうグリーフケアの居場所となっている．痛みを言語化して語り聴きあい，共感しあうことによって，積み重なった精神的苦悩は徐々に和らいでいく．

　語ることの価値として注目したいのは，喪失体験や故人のことを語ることが故人との絆を保つことにつながるということである．これについては，上記のクラスの研究でも明らかにされており，親にとって，語ることは亡くなった子どもを思い出し，子どもとの絆を感じて愛着関係をもち続けることにもつながっている．

　グリーフケアは，特別な方法論や場所があるわけではない．たいせつな人を亡くした人一人ひとりにとって特別なものである．どのグリーフケアにも根底にあるのは，たいせつな人を亡くした人本人が，生涯にわたって自己をケアしていくということではないだろうか．セルフヘルプ・グループや病院などの特別な場でなくても，生活の場である自宅や自然のなかなど，その人にとって居心地のいい場であれば，どの場もグリーフケアの場となる．たいせつなのは，一人ひとりが自身のなかにある感情をみつめたり，表出したり，亡き人とのつながりを感じられる居場所やそれを受け容れる人とのつながりがあることである．

【サイドメモ】

ヘルパー・セラピー原則

　リースマン（Riessman, F）は，セルフヘルプ・グループのたいせつなエッセンスとして「ヘルパー・セラピー原則」（the helper-therapy principle）をあげている．この原則は，「援助する人がもっとも援助をうける」という意味である．従来の援助者—被援助者の関係では，セルフヘルプ・グループのメンバーは常に援助を受ける側であった．しかし，セルフヘルプ・グループでは，メンバーは援助を受けるだけではなく援助する体験をする．メンバーは人を援助することによって，人の役に立ったり，ささえあう体験をしていくなかで，それがその人の癒しとなり，成長につながっていく．

セルフヘルプ・グループ（self-help group）

　セルフヘルプ・グループ（SHG）とは，生きづらさを感じたり，悩みをもつ本人やその家族が出会い，つながり，ささえあうグループである．SHGは，問題の数だけグループがあるといわれるほど数多くある．共通する特徴として，①メンバーが共通の問題をもっている，②共通のゴールがある，③対面的（face-to-face）な相互関係がある，④メンバー同士が対等な関係にある，⑤参加が自発的である，⑥メンバーの主体性を重んじるなどが挙げられる（久保・金子，2012）．

参考・引用文献

Bowlby, J（1960）"Grief and Mourning in Infancy and Early Childhood," in *The Psychoanalytic Study of the Child*. 15: 9-52.

Burnell, JM, & Burnell, EL（1989）*Clinical Management of Bereavement : A handbook for Healthcare*

Professionals. New York : Human Sciences Press. =1994, 長谷川浩，川野雅資［監訳］『死別の悲しみの臨床』医学書院．

Doka, K（2009）「生と死の教育の歴史，役割，価値」，カール・ベッカー編著，山本佳世子訳『愛する者の死とどう向き合うか——悲嘆の癒し』晃洋書房：159-178.

Dyregrov, K & Dyregrov, A（2008）*Effective Grief and Bereavement Support : The Role of Family, Friends, Colleagues, Schools and Support Professionals* : Jessica Kingsley Publishers.

Engel, GL（1961）"Is Grief A Disease? A Challenge for Medical Research," *Psychosomatic Medicine.* 23: 18-22.

Folken, MH（1990）"Moderating Grief of Widowed People in Talk Groups," *Death Studies.* 14: 171-176.

Gertner. A, & Riessman, F（1982）"Self-Help and Mental Health," *Hospital and Community Psychiatry.* 33: 631-635.

Gilbert, KR（2002）"Taking a narrative approach to grief research : Finding meaning in stories," *Death Studies.* 26: 223-239.

Grout, L, and Romanoff, BD（2000）. "The myth of the replacement child : Parents' stories and practices after perinatal death", *Death Studies.* 24: 93-113.

Kissane, D and Bloch, S, 青木聡・新井信子［訳］（2004）『家族志向グリーフセラピー：がん患者の家族をサポートする緩和ケア』コスモス・ライブラリー．

Klass, D（1997）"The deceased child in the psychic and social worlds of bereaved parents during the resolution of grief," *Death Studies.* 21: 147-175.

Klass, D（2001）The Inner Representation of the Dead Child in the Psychic and Social Narratives of Bereaved Parents in *Handbook of Bereavement Research : Consequences, Coping, and Care* ; by M. Stroebe, R. O. Hansson, W. Stroebe. & H. Schut（Eds）. 77-94; Washington, DC: American Psychological Association.

Kubler-Ross, E（1969）*On Death and Dying.* New York : Macmillan.

LaGrand, LE（1991）"United We Cope : Support Groups for the Dying and Bereaved," *Death Studies.* 15: 207-230.

Liberman, MA, Borman, LD, and Associates（1979）*Self-Help for Coping with Crisis.* San Francisco : Jossey-Bass.

Liberman, MA（1993）"Bereavement Self-Help Groups : A Review of Conceptual and Methodological Issues," in *Handbook of Bereavement : Theory, Research and Interaction* ; by eds. Stroebe, MS, Stroeve, W & Hansson, RO 411-426; Cambridge : Cambridge University Press.

Lindemann, E（1944）Symptomatology and Management of Acute Grief. *American Journal of Psychiatry,* 101. =1982, 若林一美［訳］「急性悲嘆の症候と処方」ロバート・フルトン［監修］斎藤武，若林一美［訳］『デス・エデュケーション／死生観への挑戦』現代出版：141-148.

Neimeyer, RA, and Mahoney, MJ（1995）*Constructivism in psychotherapy.* Washington DC : American Psychological Association.

Neimeyer, RA（1998）Lessons of loss : A guide to coping. New York : McGraw-Hill.

Neimeyer, RA, Prigerson, H and Davies, B（2002）"Mourning and meaning," *American Behavioral Scientist.* 46 : 235-251.

Neimeyer, RA（2005）"Grief, loss, and the quest for meaning : Narrative contributions to bereavement care," *Bereavement Care.* 24: 27-30.

Neimeyer, RA 鈴木剛子訳（2006）『〈大切なもの〉を失ったあなたに——喪失をのりこえるガイド』春秋社．

Neimeyer, RA（2007）『グリーフセラピーと意味の再構築』（財）日本ホスピス・緩和ケア研究振興財団．

Parkes, CM（1996）*Bereavement : Studies of Grief in Adult Life.*（3rd. Edition）New York : Routledge=2002, 桑原治雄，三野善央訳『改訂　死別／遺された人たちを支えるために』メディカ出版．

Rando, TA（1993）*Treatment of Complicated Mourning*. Champaign, IL : Research Press.
Riessman, F（1965）The 'helper'therapy principle, *Social Work*, 10: 27-32.
Rosenblatt, PC（1983）*Bitter, bitter tears*. Minnesopolis : University of Minnesota Press.
Tedeschi, RG, & Calhoun, LG（1993）"Using the Support Group to Respond to the Isolation of Bereavement," *Journal of Mental Health Counseling*. 15: 47-54.
Wortman, CB, and Silver, RC（1989）"The myths of coping with loss," *Journal of Consulting and Clinical Psychology*. 57: 349-357.

金子絵里乃（2009）『ささえあうグリーフケア：小児がんで子どもを亡くした15人の母親のライフ・ストーリー』ミネルヴァ書房．
金子絵里乃（2010）「死別ケア研究の歴史的系譜」『緩和ケア』20（4）：375-378．
久保紘章・金子絵里乃（2012）「セルフヘルプ・グループの活動とその支援」『標準保健師講座2 地域看護技術』医学書院：217-223．
坂口幸弘（2010）『悲嘆学入門：死別の悲しみを学ぶ』昭和堂．

第14章 埋葬／葬送儀礼

　私たちの世界は多くの民族がそれぞれの文化を大切にして暮らしている．ゆえに葬送儀礼にはいろいろなかたちがある．葬儀はそれぞれの文化のなかで一定の合理性のある出来事である．私たちの文化は相対的なものであり，どちらが優れているとか，劣っているというものではない．ある文化のなかで暮らす人びとは，その文化において正しいとされている方法によって死者を弔う．一見すると変わった風習によって死者を弔う場合も，彼らの文化を理解すると納得がいく．私たちが慣れ親しんだ死者供養と変わらず，先祖に対する礼節に満ちているからである．葬送儀礼には，私たちの死に関する社会文化的な文脈が色濃く反映されていることを理解しよう．

【学習の要点】

・遺体の埋葬にはさまざまな方法があることを理解しよう．
・葬送儀礼は私たちにとって避けられない死の「文化的解決」であることを理解しよう．
・葬送儀礼を理解するために「文化相対主義（cultural relativism）」の大切さを理解しよう．
・出来事の意味を決める「文脈（context）」の大切さを理解しよう．

キーワード▶葬送儀礼，社会的事実，死の文化的解決，文化相対主義，文脈

第1節　葬送儀礼――いろいろな死のかたち

1　葬送儀礼とは？

　人は亡くなったとき，遺体はどこに，どのように埋葬されるのだろうか．この問いは古くから文化人類学者の関心を集めてきた．葬儀のやり方は，文化的に多彩である．それは，私たち一人ひとりの経験だけではなく，現実の社会に生きている多くの人びとの約束事や秩序と関連するからである．どのようなかたちであっても葬儀は，故人の思い出をもつ人びとが共に実施することに意味がある．葬送儀礼は，故人の死を社会的に完結させるからである．この意味において葬送儀礼は，故人を見送る人びと同士のグリーフケアとさえ考えることができるだろう．この章では葬送儀礼の文化的な多彩さに着目し，私たちの生と死を見つめなおす題材を提供したい．

　葬送儀礼とは故人を弔うための営みであり，葬制（mortuary practice）という死に関する文化的な取り決めや慣習に従って実施される（大林太良，1997）．人類最古の葬送儀礼の例として

第3部 「死」「別れ」の文化

イラクのシャニダール遺跡やウズベク共和国のテシク・タシ遺跡が知られている．葬制とは故人の遺体を処理する慣習的な方法のことである．具体的には土葬，火葬，水葬，舟葬，風葬，樹上葬，鳥葬などがある．2種類以上の組み合わせを副葬という．かつて日本では土葬が盛んであったが，現在では埋葬場所の不足や公衆衛生上の理由から火葬が主流となっている．琉球文化圏では遺体を風化させる風葬が盛んであった．葬制は，より広い意味において死の直前から死後に至るまでの一定期間の規制，たとえば喪に服することや故人の記念行事などを意味する．葬制には文化的な差異がある．たとえば日本において一般的な火葬は，諸外国では当たり前ではない．故人の遺体に執着し，遺灰を骨壷に保存することは，日本人としては故人の死を悼む自然な感情の表れであるが，世界的には必ずしもそうではない（サイドメモ）．文化が異なれば，葬送儀礼の内容も異なる．葬送儀礼には人びとの死生観や宗教上の信仰が密接にかかわっており，死生観や信仰の違いは葬送儀礼の違いとなって表れている．

2　遺体の処理

葬送儀礼の目的は文化的に正しく遺体を処理することである．私たちは土葬や火葬によって遺体を自然に戻し，あるいは適切に保存することによって故人の死を弔うことができると考えているからである．たとえばカトリック系キリスト教やイスラム教では火葬ではなく土葬にする傾向が現在でも強い．仏教国として知られるタイでは，葬儀の際に遺体を火葬にする仏教徒と土葬にするイスラム教徒との間で争い事が起きることもある（西井涼子，2001）．カトリック系キリスト教やイスラム教では信者の遺体を火葬にすることは文化的に正しくないと考えられている．葬送儀礼では文化的に正しく遺体を葬ることが大事なのである．ただし，同じ文化圏の人びとでも故人の性別や社会的地位，死亡理由によって異なる葬制が採用されることはきわめて一般的である．

葬送儀礼には，遺体のミイラ化も含まれる（図14-1）．死者の肉体をミイラとして安置することは，故人がひとりの人間から神仏に近い存在になるという意味において死者の神霊化と考えられる．すべての遺体の処理は，死者への敬意や死を悼む気持ちからなされる文化的な営みである．北米社会の葬儀を研究した文化人類学者メトカーフとハンティントンは，人間の死を時間的に延長させる特別な技術としてエンバーミングに言及する（1991）．エンバーミングとは，遺体を衛生的に保全することで，遺体に殺菌，防腐，修復などの処理を施すことである．広大な国土をもつ北米大陸では，

図14-1　遺体のミイラ化　タイ・プラバートナンプ寺

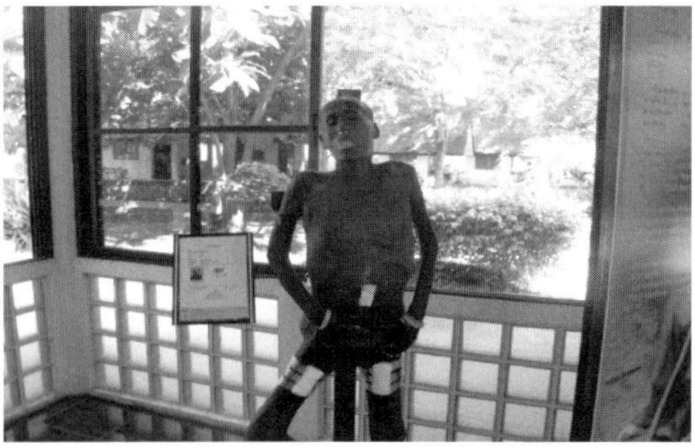

出典：著者撮影．

第 14 章 埋葬／葬送儀礼

遺族が故人と最後の別れを可能にするためにエンバーミングの技術が発達した．葬送儀礼の違いは，遺体の処理の方法がそれぞれに異なるからである．以下にチベットの鳥葬，インドネシアの風葬を事例に葬送儀礼の違いを具体的にみてみよう．

事例――チベットの鳥葬

　鳥葬は中国，ネパール，インドのチベット文化圏で一般的に行われている．鳥葬はチベットの人びとの遺体に対する観念を非常にわかりやすく示している（川喜田二郎，1992）．チベット文化圏において転生する魂の抜け落ちた遺体は，ただの抜け殻にすぎない．死後 2，3 日たって魂が肉体から解放されたあと，残された遺体はハゲワシなどの猛禽類によってついばまれる（図 14-2）．ハゲワシが遺体をついばむ場面を目の当たりにすると，チベットの人びとは死者をないがしろにしているように感じられるかもしれない．一見すると残酷極まりない葬送儀礼であるが，この葬送儀礼には自然環境だけではなく文化的な合理性がある．ハゲワシについばまれた遺体はともに天高く舞い上がっていく．鳥葬は魂の抜け出た肉体を天に送り返すために行われる．そのため，正式には天葬と呼ばれる．つまり，鳥葬は遺体を天に運ぶ手段であり，食べさせることが目的ではないのである．

図 14-2　鳥葬　中国甘粛省 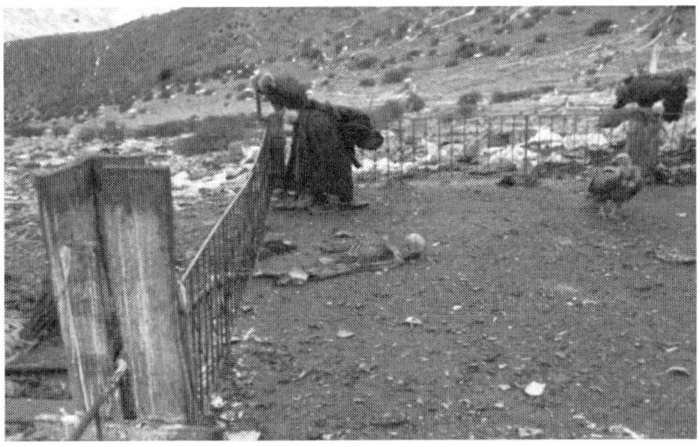
出典：調査協力者より写真提供．

　日本人とチベットの人びとの遺体観は大きく異なっている．私たちは故人の遺骨や遺品に魂が宿ると考え，大規模な事故や災害が起きた際に遺体や遺骨の収集に力を尽くす．ゆえに私たち日本人にとって鳥葬は遺体を猛禽類に食べさせるという事実ばかりに目がいくのだ．だが，実際の鳥葬は死者への礼節に満ちている．鳥葬は形式的に実施されるわけではなく，遺族は僧侶と相談しながら吉凶を調べて入念に準備する．一般的に鳥葬は死後 3 日から 1 週間後に行われる．鳥葬の前夜，僧侶と遺族は夜通し読経を続け，早朝に葬列が出発する．鳥葬を執行する僧侶は，通常は 10 名前後，多いと 100 名を超える規模となる．確かにチベットの人びとの遺体に対する割り切り方は，日本人の遺体観とは異なるかもしれない．だが，死者へ向けた深い礼節は日本人もチベットの人びとも同じであることに気づかされる．

事例――インドネシアの風葬

　インドネシアは民族的な多様性から文化人類学研究において注目されてきた地域である．インドネシア各地には風葬という葬制がある．風葬は遺体をしかるべき場所に安置し，遺体が自然に腐敗して骨化していく過程をもつ葬送儀礼のことである．葬制の基本は速やかな遺体の処

第3部 「死」「別れ」の文化

図 14-3 ルンボン葬

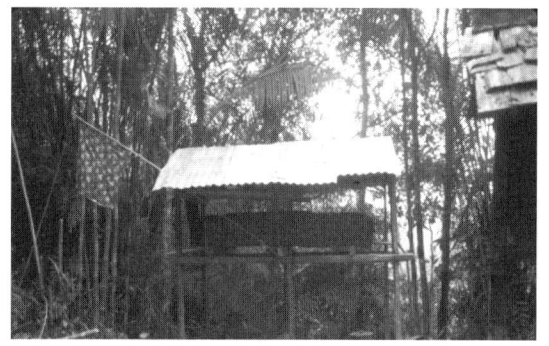

出典：内堀基光氏（『死の人類学』著者）より写真提供．

理であるが，風葬は反対に遺体の処理に時間をかける葬送儀礼といえる．インドネシア・ボルネオ島のイバン族の人びとの社会では，指導者や英雄的人物を弔う場合，ルンボン葬と呼ばれる時間的な幅のある葬儀が実施されるという（山下・内堀，2006）．ルンボン葬では台上に安置された棺に遺体が葬られることにより，死者が死霊ではなく，人びとを守る神霊になると考えられている（図14-3）．葬儀は一般的な意味では，生者と死者の別れを意味する．だが，イバン族の葬儀では，死者が生前の故人とは別の存在になるのと同時に，生者と死者との間に新しい関係性が強調されるのである．死者の霊は人格をもち，神霊化し人びとを守護する存在になるからである．日本の祖先崇拝と同様に，手厚く葬られることで故人は祖霊となり，一族や村人を守ると考えられている．生者と死者の関係はかたちを変えて存続する．イバン族の一風変わった葬儀のやり方は，この死者と生者の濃密な関係を維持している社会的な事実なのである．

　フランスの宗教社会学者R.エルツ（Hertz, R. 1882-1915）は，同じボルネオ島のダヤク族の葬送儀礼を分析した先駆的な研究者として知られる（1907）．エルツは，ダヤク族の葬儀が遺体の朽ちるまでの時間を含めていること，その間の死者と生者，来世と現世という区分に着目した．ダヤク族の人びとは，死後に肉体が腐敗して遺体が骨化するまでの期間，死者と生者は互いに交流することができると考えている．死者の霊魂は生者の暮らす世界から分離しながらも，まだ完全には死者の世界には属していない中途半端な状態にある．その間，遺族は喪に服さねばならず，いつも通りの日常生活を送ることはできない．死者と生者が平行関係にあるとされ，生者にとっても死者にとっても不安定で危険な時期と考えられている．この危険な状態は最後に行われる葬送儀礼によって終止符がうたれ，生者は日常の暮らしに戻ることができる．死は生物学的な事実というだけではなく，葬送儀礼によって社会文化的に完結させねばならないのである．

第2節　葬送儀礼の意味

1　社会的事実としての葬儀

　私たちの社会には埋葬方法の違いから様々なかたちの葬送儀礼があることをみてきた．

葬儀は繰り返し実施されることで私たちの意識に働きかけるようになる．前節で述べたエルツは研究活動の初期からデュルケーム（Durkheim, É. 1858-1917）の影響を受けており，葬送儀礼を社会的事実として理解しようとした．たとえばチベットの鳥葬では，切り刻んだ遺体を猛禽類についばませるという社会的な事実が重要である．この社会的事実によって鳥葬が葬送儀礼として実施され，チベットの人びとにとって死は，鳥の力を借りて死者の魂を天に帰すことであるという意味が明確になる．鳥がついばむことによって死は具現化し，葬送儀礼という文化的な形式に収められるのである．インドネシア各地における風葬では，遺体を長期間にわたって放置し，腐敗するに任せるという社会的な事実が重要になる．イバン族やダヤク族の人びとが慣れ親しんだ方法で朽ちていく遺体は，人びとにとって受け入れやすい現実的な死のかたちを作り出していく．多くの文化圏では遺体の処理は昔から慣わしとして実施されてきた社会的な事実であろう．

社会的事実は私たち人間が最初に作り出したものでありながら，いつの間にか逆に私たちの行為を規定するようになる．何度も繰り返される葬送儀礼はその典型である．たとえば冒頭で説明したように，ある社会では遺体をミイラ化すること，他の社会では猛禽類についばませること，また別の社会では遺体を長期間放置して腐敗させることが，文化的に正しい葬送儀礼の内容である．鳥葬で死者を弔う人びとが風葬を行うことはない．鳥葬が社会的事実として繰り返されてきている場合，その慣習の繰り返しによって鳥葬こそが死者を手厚く葬る方法として人びとの意識に刷り込まれている．宗教による葬制や埋葬方法の違いは社会的に広く認められる事実である．ゆえに土葬すべき遺体を火葬してしまうことは争いの原因にもなる．社会的事実としての葬送儀礼は，私たちの行動を規定しているのである．

葬送儀礼における社会的事実の多様性は，文化の違いを浮き彫りにする．同時に同質性も明らかにしている．私たちは死者の弔い方として異なる社会的事実を持ちながらも，死者への礼節は共通であることに気がつく．異なる文化のなかで暮らす人びとの葬儀であっても死者への礼節という意味では私たちの慣れ親しんだ葬儀と変わるところはない．いかなる文化においても葬送儀礼は，生者と死者の結びつきを促し，その結束を保証していく儀礼であり，死者への哀悼の気持ちを具現化したものである．人びとが死者への哀悼の念を礼節として意味づけ，目に見えるかたちにしたものが葬送儀礼なのである．葬儀の社会的事実は死者への哀悼の念を万人に共通の礼節として意味づけるがゆえに，私たちの行動を厳しく規制するのである．したがって私たちの死は，遺体が文化的に正しく処理され，魂が天に帰り，あるいは神霊化して新しく意味づけられるまでを含めるのである．

2　死の文化的解決

葬送儀礼は人類の最古の文化的な営みのひとつである．私たちは死が生物学的に理解されるだけではなく，社会文化的な背景のなかで豊かに意味づけられていることに注意を払わねばな

らない．死はひとりの人間の出来事ではない．死の理解は，故人と社会文化的な背景や関係性の理解が重要なのである．私たちは生物学的な死を迎えるとき，その死に対して文化的な解決をはかることで生と死のバランスを保とうとする．死について論考した文化人類学者 E. ベッカー（Becker, E. 1924-1974）は，葬儀にともなう埋葬という営みは，避けることのできない死の問題を解決する文化的な装置として機能すると述べる（1974）．生物である私たちにとって生老病死は避けがたい現象である．葬送儀礼は，いわば生物医学的な死を文化的に読み変えていく仕掛けであり，この意味において社会文化的な死を表しているのである．

　それでは死の文化的解決とはなんだろうか．これまで紹介してきたように，遺体のミイラ化にも，鳥葬による転生にも，風葬による神霊化にも，象徴的な不死性が含まれている．本章の事例はすべての葬制には文化的な意味づけがあることを示している．チベットの鳥葬は，人の遺体が生態系の一部であることに価値が認められている．インドネシアの時間的な幅のある死には，神霊化という死者の再生への仕掛けが内在している．つまり葬送儀礼は死の象徴的な読み替えなのである．目前に迫る生物医学的な死への恐怖は，輪廻転生や神霊化という信念体系によって相対化されるかもしれない．この死のイデオロギーは葬送儀礼において強化される．事例で示した葬送儀礼の社会文化的な文脈では，単純に一度限りの出来事として死を捉えないのである．死後に天に魂を送り帰して転生すること，時間をかけて遺体を処理することで神霊化するという考え方は，科学的な態度からすれば荒唐無稽な話かもしれない．だが，程度の差こそあれどもこのようなアニミズム的な自然観は，葬送儀礼に共通して存在している．私たちの文化も例外ではない．私たちの社会でも親族の死後，すみやかに葬儀を執り行い，四十九日が過ぎて故人が祖霊になることで安心したり，故人の死を実感したりする場合も多いだろう．一連の葬送儀礼によって私たちの死は完結するのである．

　葬送儀礼の多様化は死の文化的解決という意味において興味深い．確かに生物医学的な死は一度きりであるが，葬送儀礼という社会文化的文脈では新しい結びつきが強く意識される．葬送儀礼には，生まれ変わりや神霊化などの科学的な実証研究の対象となりにくい信念体系が含まれている．葬送儀礼には生命の円環的つながりが組み込まれている．私たちの日常の世界では，死の文化的な意味づけが重要な意味を持つ．私たちの生きる日常では，死は生物医学的な理解のみならず，社会文化的にも理解されるべき出来事なのである．死への意識は，私たち人類が独自の文化を育んでいく原動力になっているからである．言い換えれば，死こそが私たちの文化を創るとも言えよう．私たちが直接経験できない死は，想像／創造の力を喚起し，死にまつわる様々な文化を生み出している．ゆえに葬送儀礼は，死に関する様々な象徴的な行為によって死を文化的に表現し，社会的に完結させるのである．

3　文化相対主義と文脈理解の大切さ

　今日の文化人類学研究は，諸外国の奇異な風習や信仰だけを研究対象とするわけではない．

自分たちの文化のなかの異文化に気づき，研究対象とするようになった．ひとつの文化のなかにも複数の異なる文化が存在するからである．たとえば日本における葬送儀礼という文化を例に考えても，風葬をする琉球文化圏から土葬という習慣が長く続いた地域もあるだろう．今日，私たちの社会では高齢者人口の増加とともに多死社会を迎える．私たちの葬儀も多様化が進み，樹木葬や自然葬など，従来の枠組みとは大きく異なる葬送儀礼も注目され始めている．なぜ，死者を弔う方法でもそれぞれ異なる文化があるのだろうか．それぞれの葬送儀礼のやり方には優劣があるのだろうか．たとえば私たちの親しんでいる葬送儀礼は，チベットやインドネシアの葬送儀礼よりも文化的に洗練されているのだろうか．ここでアメリカ合衆国の文化人類学者ボアズ（Boas, F. 1858-1942）に端を発する文化相対主義（*cultural relativism*）について言及しておきたい．文化相対主義とは，すべての文化的な営みに絶対的な優劣はないとする立場である．ある社会における文化的な洗練は，その社会の尺度によってしか測れず，自分たち文化の尺度を持ち込むことはできない．たとえば私たちの考える故人の尊厳でいえば，鳥葬は問題があるかもしれない．だが，チベットの人びとの信仰では魂を天に送り返すという重要な役目があり，鳥葬は火葬よりも環境的な負荷が小さい．私たちの考える衛生面でいえば，遺体を長時間安置する風葬は問題があるかもしれない．だが，インドネシアの人びとの信仰においては，風葬は自分たちを守る神霊を得ることでもある．自分たちの価値観だけを唯一の基準として絶対視せずに，複数の基準から相対的にとらえる視点こそが異文化の理解を可能にするのである．文化相対主義とは，自分たちの文化と異なる文化との関係を中立的な立場から理解しようとする柔軟な思考と想像力なのである．

　私たちは自分たちの慣れ親しんだ文化とは異なる文化の出来事を目にしたとき，大いに戸惑うだろう．そのような出来事を理解しようとするとき，相手の文化を尊重する文化相対主義という考え方が大切であることはすでに述べた．文化を尊重するためには，出来事の文脈（*context*）を探ることが大切である．私たちの日常世界では，文脈が意味を決めている．文脈とは，簡単に言えば出来事の前後関係のことである．ある出来事の意味は，その出来事の前後関係や周辺状況との関係において正しく理解できる．文化人類学者 E. ホール（Hall, E. T. 1914-2009）によれば，日本は文脈依存度の高い国である（1966）．相対的に文脈依存度が低い英米諸国と比較すると，日本語ではすべての情報が言語によって表現されるとは限らない．たとえば仲間内でのコミュニケーションや認識のずれがあった場合，「空気を読めよ」と言われるだろう．これは私たちの社会の文脈依存度の高さの表れである．同様にチベットの鳥葬やインドネシアの風葬にも文脈があることを無視することはできない．文脈を理解しないと異文化の葬送儀礼は蛮行にしか見えない．チベットの鳥葬には，チベット仏教による説明，自然環境的な理由が文脈になっている．インドネシアの風葬は，遺体を処理する時間的な幅のなかで死者が神霊化するという信仰が文脈になっている．葬送儀礼という出来事だけを切り取って判断するのではなく，葬送儀礼という出来事がなされる地域社会の事情を的確に把握しなくてはならない．文化人類学は単純に記録された出来事を分析するだけではなく，周辺の状況から文脈を理解し，

出来事の意味を理解しようとする学問なのである．文化相対主義の立場から文脈に基づいて葬送儀礼を理解しようとするとき，私たちは死の文化的解決の可能性に気がつくだろう．

第3節　まとめにかえて

　本章では，文化人類学の観点から死と葬送儀礼を理解するために，チベット文化における鳥葬とインドネシア文化における風葬について話題を提供した．私たちにとって死が不確かさを内包している限り，葬送儀礼の是非を問うことは容易ではない．あるべき死の葬送儀礼は存在しないからである．確かなことは，死は文化的な合理性をもった葬送儀礼によって完結するということである．どんなに奇異に見える葬送儀礼にも，そこにはきちんとした理由がある．文化的な合理性が異なれば，死と死にゆく過程，葬送儀礼の意味もそれぞれに異なるだろう．

　私たちは生物医学的な根拠によって死を語り，死後の儀礼は別の出来事として理解しがちである．しかし，多くの場合，葬送儀礼は故人の新たな役割の獲得，生と死の連続性のなかで実施される．チベットでは肉体を提供することによって猛禽類を育むことで生命の円環に加わっていく．インドネシアでは死者は神霊化によって新たな役割を獲得する．私たちの社会においても，葬送儀礼は祖先崇拝や八百万の神々を想定する世界観によって支えられている．

　最後に筆者が文化人類学の研究調査を進めているタイのエイズホスピス寺院における，ある療養者の言葉を紹介したい．彼は自らの死後の弔い方について以下のような希望を筆者に伝えた．

> 「おれが死んだらさっと燃やしてくれ．身体が燃えたら煙になって空に昇って，雲になり，雨になって地上に戻り，やがて土から芽は出て大きな木になるだろう．木が実をつけて鳥がそれを食べに来て，その鳥を誰かが食べるだろう．その鳥を食べた人間が子供をなしたとき，おれはまた人間に生まれ変わったということさ」

　ここで輪廻転生の真偽を問うつもりはない．私たちの生きる現実社会において生命は万人にひとつであるがゆえに尊いのである．葬送儀礼や遺体埋葬に対する多様な考え方から輪廻転生という死生観を認めるとき，その死生観は避けがたい死を文化的に解決することがわかる．これは科学的に実証できるか否かという問題なのではない．輪廻転生に限らず，葬送儀礼によって故人との関係が断絶されず，何らかのかたちで関係性が継続すると信じられるのであれば，葬送儀礼は私たちの社会において非常に重要な意味をもつことに気がつくだろう．

【サイドメモ】

文化によって異なる遺体観

　死体と遺体の違いはなんだろうか？　死体は死んだ生物のからだという物質的な側面が強調される．一方で遺体は死者の生前の人格が認められ，原則的に人間に用いる用語である．タイのエイズホスピス寺院では，遺体がミイラとして安置されている．ミイラは生前の人格を引き継いでいる．英国の歴史家ジョン・マクマナーズ（1916-2006）は，日本人の遺体や遺骨への執着を風変わりな埋葬儀礼として紹介している（1985）．人格を引き継ぐゆえに，特に肉親の遺体へのこだわりは，私たちにとっては当然のことである．だが，英国人のマクマナーズにとって奇異な風習でしかないのである．

参考・引用文献

大林太良（1997）『葬制の起源』中央公論社．

西井涼子（2001）『死をめぐる実践宗教――南タイのムスリム・仏教徒関係へのパースペクティヴ』世界思想社．

メトカーフ P., ハンティントン R. 著／池上良正・池上冨美子訳（1996）『死の儀礼：葬送習俗の人類学的研究』= Celebrations of Death:the anthropology of mortuary ritual, Cambridge University Press, 1991.

川喜田二郎（1992）『鳥葬の国――秘境ヒマラヤ探検記』講談社学術文庫．

内堀基光・山下晋司（2006）『死の人類学』講談社学術文庫．

エルツ R. 著／吉田禎吾・板橋作美・内藤莞爾訳（2001）『右手の優越：宗教的両極性の研究』ちくま学芸文庫 = Death and the right hand, Routledge; Reissue edition, 2006 [1907].

ベッカー E. 著／今防人訳（1989）『死の拒絶』平凡社 = Becker, Ernest, The Denial of Death, Free Press, 1997 [1974].

ホール E.T. 著／国弘正雄訳（1966）『沈黙のことば――文化・行動・思考』南雲堂．

マクマナーズ J. 著／小西嘉幸・中原章雄・鈴木田研二訳（1989）『死と啓蒙：十八世紀フランスにおける死生観の変遷』平凡社 = McManners, John, Death and the Enlightenment: Changing Attitudes to Death among Christians and Unbelievers in Eighteenth-Century France, Oxford University Press, USA; 1st Edition (PB) edition, 1985.

おわりに

五十子敬子

　本書『テキスト 臨床死生学——日常生活における「生と死」の向き合い方』は，日本臨床死生学会の呼びかけに応じて自発的に集まり，編集作業に加わった会員達が議論を重ね，さらにワークショップを開催．そこでも自発的に参集した会員が少しづつ論点を整理し，内容をまとめてきたものである．

　1996年に創設された本学会の目的は，臨床の場における生と死をめぐる諸問題に対するメンタルヘルスの視点からの学際的な研究・実践・教育である．ここでいう「臨床の場」とは，病院内ベッドサイドといった限定された医療現場のみを指すのではなく，癒す人と癒される人がいる，もっと広い場を包含している．死は，医療現場においてだけでなく，すべての人に訪れるものである．死別に伴う家族の悲嘆反応にいかに寄り添えるかという問題，青少年から高齢者に至るデス・エデュケーションの基本理念の作成などに取り組み，各領域の専門家が学際的立場からそれらを検討していくことを目的とする．

　編纂に携わった私達は，医療に携わる者として，または生と死について研究する者として，日々，死と隣接している人のQOL（生命の質），さらにはQOD（死の質）の向上に多少でも役に立つことが出来たら幸いであると考えている．しかし本書作成過程においては，医療従事者や研究者のみならず，死生の主体・当事者としての市民，それを支える立場の市民にも役に立つものとなる様に企画を進めていった．

　多方面にわたる意見を吸い上げ，「みんなで作成した書籍」を実現したテキスト編纂委員会小野充一委員長のご尽力にも感謝申し上げたい．今ここに長年の懸案事項であったテキストが完成したことに大きな喜びを感じている．

執筆者一覧

臨床死生学を学ぶ方々へ　大西秀樹
1960 年生まれ．横浜市立大学大学院医学研究科（精神医学専攻）修了．博士（医学）．専門は精神腫瘍学，死生学．埼玉医科大学国際医療センター精神腫瘍科教授．主な論文に，Ishida M, Onishi H, Wada M, et al. "Psychiatric disorders in patients who lost family members to cancer and asked for medical help: descriptive analysis of outpatient services for bereaved families at Japanese cancer center hopital", *Jpn J Clin Oncol*. 2011; 41（3）: 380-385., Ishida M, Onishi H, Wada M, et al. "Psychiatric ditresses of the bereaved seeking medical counseling at a cancer center", *Jpn J Clin Oncol*. 2012; 42（6）: 506-512., Tada Y, Matsubara M, Kawada S, et al. "Psychiatric disorders in cancer patients at a university hospital in Japan: descriptive analysis of 765 psychiatric referrals", *Jpn J Clin Oncol*. 2012; 42（3）: 183-188. ほか．

第 1 章　山崎浩司
1970 年生まれ．専門は死生学，医療社会学，質的研究法．信州大学医学部准教授．主な著書に，『死生学入門』（共著，放送大学教育振興会，2014 年），『人生の終わりをしなやかに』（共著，三省堂，2012 年），『死別の悲しみを学ぶ（臨床死生学研究叢書 3）』（共著，聖学院大学出版会，2012 年），『ケア従事者のための死生学』（共著，ヌーヴェルヒロカワ，2010 年），『生と死のケアを考える』（共著，法藏館，2000 年）ほか．

第 2 章　小野充一
1953 年生まれ．専門は緩和医療学，臨床死生学，医療質評価．早稲田大学人間科学学術院教授．主な著書に，『QOL 調査と評価の手引き』（共著，癌と化学評論社，1995 年），『看護 QOL BOOKS　緩和ケア』（共著，医学書院，2000 年），『新 QOL 調査と評価の手引き』（共著，メディカルレビュー社，2001 年），『シリーズ死の臨床第 7 巻死の個性化』（共著，人間と歴史社，2000 年），『知っておきたいモルヒネと緩和ケア質問箱 101』（共著，メディカルレビュー社，2004 年）ほか．

第 3 章　田代志門
1976 年生まれ．専門は社会学，生命倫理学．国立がん研究センター社会と健康センター生命倫理研究室長．主な著書に，『死にゆく過程を生きる──終末期がん患者の経験の社会学』（世界思想社，2016 年）『研究倫理とは何か──臨床医学研究と生命倫理』（勁草書房，2011 年），『どう生き どう死ぬか──現場から考える死生学』（共著，弓箭書院，2009 年）ほか．

第 4 章　白井千晶
1970 年生まれ．専門はリプロダクションの社会学．静岡大学教授．主な著書に，『産み育てと助産の歴史』（編著，2016 年，医学書院），『不妊を語る：19 人のライフヒストリー』（海鳴社，2012 年），『いのちとライフコースの社会学』（共著，2011 年，弘文堂），『テクノロジーとヘルスケア──女性身体へのポリティクス』（日比野由利・柳原良江編，生活書院，2011 年），『世界の出産』（松岡悦子・小浜正子編，勉誠出版，2011 年），『子育て支援──制度と現場』（編著：新泉社，2009 年），『不妊と男性』（青弓社，

執筆者一覧

2004年），『変容する人生――ライフコースにおける出会いと別れ』（大久保孝治編，コロナ社，2001年）など．

第5章　鈴木雄介
1974年生まれ．医師，弁護士．専門は医事法，生命倫理，労働法，企業法務等．鈴木・村岡法律事務所パートナー，慶應義塾大学法学部医事法演習講師．主な著書に『現場の法医学 法医解剖室より』（共著，フレッシュ・アップ・スタジオ，2008年）ほか．

第6章　中澤秀雄
1965年生まれ．弘前大学大学院医学研究科（第二病理学）修了．専門は緩和医療．磐田市立総合病院緩和医療科部長．弘前大学第二病理学教室助手を経て，消化器外科医として勤務．2009年より現職．

第7章　赤澤正人
1979年生まれ．大阪大学大学院人間科学研究科博士後期課程修了．人間科学博士．専門は臨床死生学，社会心理学．兵庫県こころのケアセンター主任研究員．主な著書に，『死ぬってどういうこと？』（松本俊彦編：中高生のためのメンタル系サバイバルガイド　心の科学増刊．日本評論社，2012年），『現代における思春期の死生観』（松本俊彦編：現代のエスプリ思春期のこころと性――「故意に自分の健康を害する」症候群．ぎょうせい，2009年）ほか．

松本俊彦
1967年生まれ．佐賀医科大学医学部卒業．医学博士．専門は自殺予防学と嗜癖精神医学．国立研究開発法人 国立精神・神経医療研究センター精神保健研究所薬物依存研究部部長．主な著書に，『薬物依存の理解と援助』（金剛出版，2005年），『自傷行為の理解と援助』（日本評論社，2009年），『アディクションとしての自傷』（星和書店，2011年），『薬物依存とアディクション精神医学』（金剛出版，2012年），『自傷・自殺する子どもたち』（合同出版，2014年）ほか．

第8章　鈴木義彦
1962年生まれ．東京医科大学卒業．専門は救急医学，災害医学，医療安全学．現在，自治医科大学メディカルシミュレーションセンター講師．

長谷川剛
1962年生まれ．筑波大学医学専門学群卒業．専門は呼吸器外科・医療安全学．現在，自治医科大学医療安全対策部教授．

第9章　荻野美恵子
1961年生まれ．北里大学大学院医学研究科博士課程（内科専攻）修了．医学博士．東京医科歯科大学大学院医療管理政策学修士卒業．医療政策学修士．専門は神経内科（専門医），在宅医療（専門医），緩和医療学，医療倫理学，医療政策経済学．北里大学医学部神経内科学講師，早稲田大学非常勤講師．主論文に，Rabkin, J., Ogino, M., Goetz, R., et. al. "Tracheostomy with invasive ventilation for ALS patients: Neurologists' roles in the US and Japan", *Amyotroph Lateral Scler.* 14: 116-123, 2013［Oct 5.,

2012 Epub ahead of print］．「【最後までよい人生を支えるには】現代における終末期医療とは」『内科』112: 1071-1074, 2013．共著に，『筋萎縮性側索硬化症診療ガイドライン 2013』（筋萎縮性側索硬化症診療ガイドライン作成委員会編，南江堂，2013 年）．

第 10 章　平原佐斗司

1963 年生まれ．島根医科大学医学部卒．専門は在宅医療，緩和ケア，呼吸器．東京ふれあい医療生活協同組合副理事長，梶原診療所在宅サポートセンター長／病棟医長．主著に，『チャレンジ　非がん疾患の緩和ケア』（編著，南山堂，2011 年），『医療と看護の質を向上する認知症ステージアプローチ入門──早期診断、BPSD の対応から緩和ケアまで』（中央法規，2013 年），『在宅医療のすべて』（スーパー総合医シリーズ第 7 巻，中山書店，2014 年）ほか多数．

第 11 章　森　尚子

1977 年生まれ．東京医科歯科大学大学院（心療・緩和医療学分野）卒．専門は小児がん医療，緩和医療，在宅医療．公立阿伎留医療センター緩和治療科医長，都立小児総合医療センター血液腫瘍科非常勤医．主な論文に，Tsuji N, Kakee N, Ishida Y, et al. Validation of the Japanese version of the Pediatric Quality of Life Inventory（PedsQL）Cancer Module, Health and Quality of Life Outcomes 2011; 9(22)．「悲嘆と喪失による成長──大切な人と別れること」『小児看護』33(2): 252-256, 2010．「小児緩和医療──包括医療としての取り組み」「身体症状の管理──疼痛以外の症状」『小児科診療』75(7): 1135-1142, 2012. 主な著書に，『子どもと家族のための小児がんガイドブック』（共著，永井書店，2012 年），『医師が患者になるとき』（共著，メディカル・サイエンス・インターナショナル，2009 年）ほか．

第 12 章　吉澤明孝

1959 年生まれ．日本大学医学部卒．同大学院修了．専門は麻酔科，ペインクリニック，緩和医療，在宅医療．要町病院副院長．平成 18 年から要町ホームケアクリニック院長として在宅医療を兼務．共著に，『がん患者緩和ケアにおけるコメディカルの技とコツ』（並木昭義監修，川股知之編：真興交易，2009 年），『痛みの概念が変わった　新キーワード 100 + α』（小川節郎編：真興交易，2008 年），『チャレンジ！　在宅がん緩和ケア』（平原佐斗司他編著：南山堂，2013 年）．

第 13 章　金子絵里乃

1977 年生まれ．専門は臨床死生学，ソーシャルワーク．日本大学文理学部准教授．主な著書に，『ささえあうグリーフケア：小児がんで子どもを亡くした 15 人の母親のライフ・ストーリー』（ミネルヴァ書房，2009 年），『新しい福祉サービスの展開と人材育成』（共著，法律文化社，2010 年）『相談援助の理論と方法Ⅰ』（共著，Kumi 出版，2011 年）『対論社会福祉学 5・ソーシャルワークの理論』（共著，一般社団法人日本社会福祉学会編集，2012 年）ほか．

第 14 章　鈴木勝己

1972 年生まれ．千葉大学大学院社会文化科学研究科博士課程単位取得満期退学．専門は医療人類学．早稲田大学人間科学学術院助手．主論文に，「心身医療における病いの語り：文化人類学による質的研究（第 1 報）」『心身医学』45 (12): 907-914, 2005．「心身医療への民族誌アプローチ：病いの語りの倫理的証人になること」『ナラティブと医療』230-244, 金剛出版，2006 年．

執筆者一覧

おわりに　五十子敬子

1944年生まれ．専門は医事法，生命倫理．尚美学園大学・大学院教授．主な著書に『死をめぐる自己決定』（批評社，2008年），『仰臥の医師　近藤常次郎——現代の医療への提言』（批評社，2010年），共著に Peter Lodrup & Eva Modvar, "Family Life and Human Rights",（GYLDENDAL, 2004年），"The international Survey of Family Law",（Family Law, 2005），Lynn Wardle & Camille Williams, "Family Law: Balancing Interests and Pursuing Priorities in Family Law",（William s. Hein & Co. 2007）．

事項索引

あ 行

アドバンスド・ケア・プランニング 133
アルツハイマー型認知症 124
安楽死 .... iii, 59
遺族ケア 8, 101
遺体観 175
意味再構成アプローチ 164
医療化 8, 29
胃瘻 112
インフォームド・コンセント 66
SOL（sanctity of life） 75
エビデンス・ベースド・メディシン（EBM） 24
延命治療 114

か 行

概念的研究 38
火葬 174
家族への教育的支援 131
課題モデル 163
過量服薬 87
がん性疼痛 151
完全閉じ込め症候群（totally locked in state：TLS）
.... 120
緩和医療 .... iv, 8
緩和ケア .... iv, 123, 147
　――チーム 76
気管切開人工呼吸器（tracheostomy ventilation：TV）
.... 110
基礎死生学 7
きょうだいのケア 139
筋萎縮性側索硬化症（Amyotrophic lateral Sclerosis：ALS） 109
クオリティーオブライフ（Quality of life：QOL）
.... 74

グリーフおよびグリーフケア 159
グリーフケア v
グリーフ・セラピー 164
構成主義アプローチ 162

さ 行

災害救援者 103
災害生存者 103
サイコロジカルファーストエイド（PFA） 106
在宅緩和ケア 8
在宅ケア 154
在宅死 72
自己決定権 64
事故と災害 iv
自己破壊的行動 90
自殺 85
　――企図 85
自傷行為（自己切傷） 85, 87
死生学 3
死生観 .... ii, 3
質的研究 38
死の5段階 137
死の3徴候 18
死の商業化 25
死別体験 80
死別悲嘆 9, 10
死（へ）の準備教育 11
終末期医療 .... iv, 5, 8, 59
出生前検査等 47
小児がん 135
神経難病 109
人工呼吸器の中止 119
スピリチュアル・ペイン 128
生殖技術 47
生存者の罪悪感（サバイバーズ・ギルト） 106

189

事項索引

生命現象 …………………………………… 15
セルフヘルプ・グループ ………………… 168
全人的苦痛 ………………………………… 149
臓器移植 …………………………………… 19
葬送儀礼 ……………………………… 173, 174
尊厳死 ………………………………… iii, 59

た　行

段階モデル ………………………………… 163
鳥葬 ………………………………………… 175
治療行為の中止 …………………………… 62
デザイナーベビー ………………………… 55
デス・エデュケーション ……………… 7, 11
東海大学安楽死事件 ……………………… 62
土葬 ………………………………………… 174
突然の死別 …………………………… 97, 98

な　行

ナラティブ・ベースド・メディシン（NBM）…… 24
認知症 ………………………………… iv, 123
脳死 ………………………………………… 19
脳死・臓器移植 ……………………… 5, 101

は　行

PTSD ……………………………………… 100
悲嘆反応 …………………………………… 99
病院死 ……………………………………… 72
風葬 ………………………………………… 174
複雑性悲嘆 ………………………………… 100
不妊治療 …………………………………… 49
文化人類学 ………………………………… 180
ホスピス ……………………………… 39, 76
母体血清マーカー検査 …………………… 55

ま　行

埋葬／葬送儀礼 …………………………… v
燃え尽き症候群 …………………………… 82

や　行

寄り添い支えるケア（supportive care）………… 142

ら　行

リビング・ウィル ………………………… 64
量的研究 …………………………………… 38
臨床死生学 ………………………………… ii, 3
歴史研究 …………………………………… 38
老化現象 …………………………………… 16

人名索引

あ 行

アリエス（Ariès, P.） ……………… 38, 71
石川弘義 …………………………………… 34
ウォーデン（Worden, W） ……………… 163
エルツ（Hertz, R.） ……………………… 176
Owens, D. ………………………………… 86
大出春江 …………………………………… 38
岡部健 ……………………………………… 8

か 行

加藤咄堂 …………………………………… 4
キューブラー・ロス（Kübler-Ross, E.） …… 78, 137
クラス（Klass, D.） ……………………… 166
グレイザー（Glaser, B.） ………………… 40
コーエン（Cohen, H.） …………………… 24

さ 行

坂口幸弘 …………………………………… 165
Shneidman, E. S. ………………………… 86
島薗進 ……………………………………… 4
清水哲郎 ……………………………… 39, 142
ジャンケレヴィッチ（Jankélévitch, V.） …… 11
シューモン（Shewmon, A.） …………… 21
新村拓 ……………………………………… 38
ストラウス（Strauss, A.） ……………… 40
ソンダース（Saunders, C.） …………… 76

た 行

デーケン（Deeken, A） ………………… 78

な 行

ニーマイヤー（Neimeyer, R. A.） ……… 144
　　──の研究 …………………………… 165
能智正博 …………………………………… 36

は 行

Paush, R. ………………………………… 83
パークス（Parkes, C.） ………………… 160
ハイデッガー（Heidegger, M.） ……… 141
服部洋一 …………………………………… 39
早坂裕子 …………………………………… 39
バリント（Balint, M.） ………………… 135
ハンティントン（Huntington, R.） …… 174
フランクル（Frankl. V. E.） ……… 138, 145
フルトン（Fulton, R.） ………………… 34
ベナー（Benner, P.） ……………… 140, 145
ボウルビー（Bowlby, J.） ……………… 160

ま 行

マクマナーズ（McManners, J.） ……… 181
宮田裕章 …………………………………… 40
Menninger, K. A. ………………………… 89
メトカーフ（Metcalf, P.） ……………… 174

や 行

柳田邦男 …………………………………… 11

ら 行

ランドー（Rando, T.） ………………… 160
ランドシュタイナー（Landsteiner, K.） …… 19
リバーマン（Liberman, M. A.） ……… 166
リンデマン（Lindemann, E.） ………… 159
ルーベル（Wrubel, J.） …………… 140, 145
Rosen, P. M. ……………………………… 86

わ 行

鷲田清一 …………………………………… 7
Walsh, B. W. ……………………………… 86

テキスト　臨床死生学
日常生活における「生と死」の向き合い方

2014年6月20日　第1版第1刷発行
2017年3月10日　第1版第2刷発行

編著者　臨床死生学テキスト編集委員会

発行者　井 村 寿 人

発行所　株式会社　勁草書房
112-0005 東京都文京区水道2-1-1　振替　00150-2-175253
（編集）電話 03-3815-5277／FAX 03-3814-6968
（営業）電話 03-3814-6861／FAX 03-3814-6854
本文組版 プログレス・理想社・中永製本所

©臨床死生学テキスト編集委員会　2014

ISBN978-4-326-70083-7　Printed in Japan

JCOPY ＜(社)出版者著作権管理機構　委託出版物＞
本書の無断複写は著作権法上での例外を除き禁じられています。
複写される場合は、そのつど事前に、(社)出版者著作権管理機構
（電話 03-3513-6969、FAX 03-3513-6979、e-mail: info@jcopy.or.jp）
の許諾を得てください。

＊落丁本・乱丁本はお取替いたします。
http://www.keisoshobo.co.jp

小松美彦 **死は共鳴する** 　脳死・臓器移植の深みへ	本体 3,000 円 四六判・15319-0
香川知晶 **生命倫理の成立** 　人体実験・臓器移植・治療停止	本体 2,800 円 四六判・15348-0
香川知晶 **死ぬ権利** 　カレン・クインラン事件と生命倫理の転回	本体 3,300 円 四六判・15389-3
T. シュランメ　村上喜良 訳 **はじめての生命倫理**	本体 2,700 円 四六判・15373-2
村上喜良 **基礎から学ぶ生命倫理学**	本体 2,700 円 A5 判・10181-8
A.R. ジョンセン　細見博志 訳 **生命倫理学の誕生**	本体 7,400 円 A5 判・10189-4
田代志門 **研究倫理とは何か** 　臨床医学研究と生命倫理	本体 2,800 円 四六判・15417-3
江口聡 編・監訳 **妊娠中絶の生命倫理** 　哲学者たちは何を議論したか	本体 2,900 円 A5 判・10209-9
清水哲郎 **医療現場に臨む哲学**	本体 2,400 円 四六判・15324-4
清水哲郎 **医療現場に臨む哲学（Ⅱ）** 　ことばに与る私たち	本体 2,200 円 四六判・15347-3
浅井篤・大西基喜・大西香代子・服部健司・赤林朗 **医療倫理**	本体 3,000 円 A5 判・10138-2
赤林朗 編 **入門・医療倫理（Ⅰ）**	本体 3,300 円 A5 判・10157-3
赤林朗 編 **入門・医療倫理（Ⅱ）**	本体 2,800 円 A5 判・10172-6
赤林朗・児玉聡 編 **入門・医療倫理（Ⅲ）** 　公衆衛生倫理	本体 3,200 円 A5 判・10250-1

―――――――勁草書房刊

＊表示価格は 2017 年 3 月現在，消費税は含まれておりません。